DIE BIOMENTALE THERAPIE

der Streßerkrankungen

Ergebnisse eines wissenschaftlichen Forschungsprojektes am Beispiel der Therapie von Hörsturz, Morbus Menière und Tinnitus

von
Dr. med. Hans Greuel

VDG - Verlag

Die Biomentale Therapie der Streßerkrankungen.
Ergebnisse eines wissenschaftlichen Forschungsprojektes
am Beispiel der Therapie von Hörsturz, Morbus Menière und Tinnitus

Dr. med. Hans Greuel
Wissenschaftlicher Leiter des Arbeitskreises 'Biomentale Medizin'

1. Auflage, 1992
VDG-Verlag Düsseldorf (Tel. u. Fax: 0211/324132)
Postfach 11 12 27
4000 Düsseldorf 11

Druck: Neusser Druckerei und Verlags GmbH

ISBN 3-9801449-4-1

Inhalt

1. Zusammenfassung

Das vorliegende Buch "Die Biomentale Therapie der Streßerkrankungen - Ergebnisse eines wissenschaftlichen Forschungprojektes am Beispiel der Therapie von Hörsturz, Morbus Menière und Tinnitus" ist ein Forschungsbericht und basiert auf den Ergebnissen des Forschungsprojektes "ambulante Behandlung von späterkrankten Hörbehinderten". Es stellt ein Teilvorhaben des vom Bundesministeriums für Arbeit und Sozialordnung seit 1986 geförderten Forschungsverbundes "Medizinische Rehabilitation psychischer Störungen von Hörbehinderten" dar. Mit Beginn des Teilvorhabens im Jahre 1988 wurden 223 Patienten der Praxis Dr. Greuel durch ein anamnestisches Instrumentarium, das von der Begleitforschung durch das Institut für Sozialmedizinische Forschung (BOSOFO) entwickelt wurde, erfaßt. Eine Stichprobe von 157 Patienten konnte ebenfalls katamnestisch dokumentiert werden.

Neben Analysen zur Ätiologie und Pathogenese sowie zu Diagnose und therapeutischen Verfahren in bezug auf die Hörstörungen 'Hörsturz, Tinnitus und Morbus Menière' könnte auf der genannten Datengrundlage eine Bewertung der in der Praxis Dr. Greuel durchgeführten Therapie vorgenommen werden.

Von den Forschungsergebnissen sind hervorzuheben:

* Die Ätiologie und Pathogenese (vgl. Kapitel 4) der Hörstörungen 'Hörsturz, Tinnitus und Morbus Menière' ist insbesondere in der symptombezogenen Abgrenzung der Krankeitsbilder als unsicher zu bezeichnen. Der Einfluß psychischer und psychovegetativer Faktoren auf die Krankheitsentstehung wird in der Fachliteratur zwar nicht geleugnet.

Bei der allgemeinen klinisch-naturwissenschaftlichen Ausrichtung der Fachdiskussion jedoch beschränkt sich deren Relevanz auf die von Randphänomenen. Bei verstärkter Berücksichtigung psychischer Einflußfaktoren auf die Krankheitsgenese verliert die unsichere Ätiologie und Pathogenese der genannten Typen an therapieanleitender Bedeutung.

* Aus der unklaren Ätiologie der Erkrankungen 'Hörsturz, Tinnitus und Morbus Menière' ergeben sich spezifische praktische Probleme für Diagnose und Therapie (vgl. Kapitel 5 und 6). Die angesichts der Symptompalette fragwürdige Diagnosestellung führt nicht zur Entscheidung über die Wahl angemessener Therapieschemata. In der Fachliteratur wird daher der Versuch einer rein medikamentösen Beeinflussung der genannten Hörstörungen immer stärker auch als therapeutische Verengung angesehen. Eine Therapie, in der die Möglichkeit psychischer Krankheitsbeeinflussung zwar ein Platz eingeräumt wird, die aber der Persönlichkeit des Patienten und seiner psychischen Verfaßtheit wenig Beachtung schenkt, greift zu kurz.

* Angesichts dieser Ergebnisse kann und muß aus der Perspektive der psychosomatischen Medizin die temporäre beziehungsweise chronische Hörstörung mit den Krankheitsbildern Tinnitus, Hörsturz und Morbus Menière mit psychischen Verursachungen der Erkrankung in Zusammenhang gebracht werden. Dem Konzept der Biomentalen Therapie ist die Vorstellung eines Krankheitskreislaufes von Persönlichkeitsstreß - Berufs- und Alltagsstreß - Erkrankungsstreß unterlegen; ein Kreislauf, der mit einer ambulanten therapeutischen Intervention zu unterbrechen ist. Die Biomentale Therapie (vgl. Kapitel 6) beinhaltet

* die Bearbeitung der in der Persönlichkeitsstruktur und in der Bewältigung von Alltagsstreß wie Berufsstreß liegenden krankmachenden Faktoren durch therapeutische Gespräche;
* die Verbesserung der Allgemeinbefindlichkeit, die auf die neben der Hörstörung auftretenden Symptome abzielt, durch Gespräche und unterstützende technische Übungsverfahren;
* die Herabsetzung der Empfindlichkeitsschwelle gegenüber der Hör- und Kommunikationsstörung durch eine allgemeine psychische Stabilisierung; und
* die Verbesserung des Hörstatus.

Für die Patienten der Stichprobe des Forschungsprojektes wurde die Standardtherapie 'Biomentale Therapie' mit den Komponenten tiefenpsychologische Gespräche, optisches Atembiofeedbackverfahren, unterstützende Magnetfeldtherapie, mentales Training und Kassettenaufnahmen, Kassettentraining, ergänzende Sauerstoffinhalations-Therapie und akustisches Biofeedbackverfahren eingesetzt. Eine Maßnahme umfaßt 10 Behandlungstermine. Für das - im Rahmen der Behandlungstermine individuell ausgearbeitet - Kassettentraining gilt die Besonderheit, daß es von den Patienten schon während und auch nach der Behandlung in Eigenregie zu Hause durchgeführt wird. Die Ausweitung der Therapie durch weitere ergänzende visuelle Verfahren war vorgesehen und wird bereits erfolgreich angewandt (siehe später).

* Auswertungen der anamnestischen Patientendokumentation (vgl. Kapitel 8) zeigen unter anderem:

* Trotz der - durch Projektmittel ermöglichten - zusätzlichen Aufnahmen von GKV-Patienten ist die Stichprobe gekenn-

zeichnet durch einen im Vergleich zur Gesamtbevölkerung überproportionalen Anteil an erwerbstätigen Verheirateten mit hohem Bildungsniveau und hoher Stellung im Beruf.

* Die Krankheitsverläufe belegen den zumeist chronischen Charakter der temporären Hörstörungen "Hörsturz, Tinnitus und Morbus Menière". Für die Patienten ist weiterhin kennzeichnend ein Vorlauf an ambulanten und in vielen Fällen auch stationären Behandlungsepisoden. Das Patientenurteil über die konventionellen Therapieformen fällt mehrheitlich negativ aus.
* Neben dem Fehlen einer Erklärung ist Streß als Krankheitsursache in der Selbsteinschätzung der Patienten von besonderer Relevanz. Über 10% der Patienten sahen schon zu Behandlungsbeginn in ihrer Stressbelastung den primären krankheitsverursachenden beziehungsweise krankheitsauslösenden Faktor.
* Anhand der Gruppierung von Belastungen, denen sich die Patienten ausgesetzt sehen, kann gezeigt werden, daß das Vorliegen von Belastungen durch Persönlichkeits-, Berufs- und Alltagsstreß für die Patientenstichprobe typisch ist.

Mit der Auswertung der Katamnesebögen (vgl. Kapitel 9) verbindet sich die Möglichkeit der Therapiebewertung; und zwar aus Sicht der Patienten. Diese waren alle vorher konventionell erfolglos behandelt worden und als nicht mehr behandelbar ausgewiesen worden.

Trotzdem, bei direkter Befragung der Zufriedenheit mit dem Behandlungsergebnis der Biomentalen Therapie, äußern sich über 60% der Patienten positiv. Zwischen 76% und 93% der Patienten - je nach Krankheitsbild - sehen den Status der behandelten Hörstörung als während und nach der Behandlung verbessert an. Auch für Patienten, bei denen zwischen Behandlung und Katamnese weitere Hörstörungen auftraten, bleibt das Ergebnis positiv. Diese Einschätzung richtet sich nicht so sehr auf die Bewertung des organischen Status, sondern auf die Verbesserung in bezug auf Alltagsbeschwerden. Die Patienten fühlen sich mehrheitlich psychisch stabiler, belastbarer in ihrer Tätigkeit und können - ihrer Einschätzung nach - alltägliche Dinge besser bewältigen.

Die Aktivierung zur Krankheitsbewältigung kann gerade durch das Kassettentraining als gelungen bezeichnet werden. Über 95 % der Patienten setzten das Kassettentraining zu Selbstbehandlung ein.

2. Vorbemerkung

Spielt die Psyche einen Streich oder gibt sie Signale bei Überforderung, wenn plötzlich das Gehör ausfällt, das Gehör durch Geräusche beeinträchtigt ist und Schwindel und Übelkeit hinzukommen? Oder sind für diese Erkrankungen des Gehörs keine anderen Erklärungen möglich als die noch nicht hinreichend geklärten Störungen und Beeinträchtigungen der Mikrozirkulation, Erklärungen, die keine andere Therapie als die medikamentöse Beeinflussung sinnvoll erscheinen lassen?

Die große Zahl der erfolglos verlaufenen Behandlungen von Hörsturz, Tinnitus und Morbus Menière zeigt den unbefriedigenden Stand der Therapie, der meines Erachtens eng mit dem begrenzten Blick auf naturwissenschaftlich orientierte,ätiologische und pathogenetische Modelle verbunden ist.

In meinem Buch "**Viel um die Ohren**" - Hörsturz, Schwindel, Ohrensausen" (GREUEL 1988) beschrieb ich die Entstehung der vorgenannten Erkrankungen als einen psychovegetativen und psychoneurohormonellen Abschaltvorgang des Hör- und/oder Gleichgewichtorgans bei oder nach Erschöpfungs- bzw. Überforderungssituationen. Tausende Leser des Buches fanden dort ihre persönliche Situation beschrieben, was ihnen in vielen Fällen schon sehr half, auch wenn manche ihrer behandelnden Ärzte und einige Gutachter der Krankenkassen diese Zusammenhänge bestritten. Um diese und andere meiner Thesen und die Ahnungen meiner Patient(inn)en zu bestätigen, war ein Forschungsprojekt nötig geworden, an dem ich mich auf meine Bewerbung hin beteiligen konnte.

In dem hier beschriebenen Forschungsprojekt, das in meiner Praxis in Düsseldorf von mir unter wissenschaftlicher Begleitung des Institut für Sozialmedizinische Forschung BOSOFO durchgeführt wurde, ist ein therapeutischer Ansatz geprüft worden, der die psychische Situation der Patienten als auslösenden Faktor bei der Entstehung der oben angesprochenen Krankheitsbilder und die therapeutische Intervention als Eingriff in eine gesundheitsbeeinträchtigende Lebensweise der Patienten begreift.

Im Rahmen des vom BMA seit 1986 geförderten Forschungsprojektes "Medizinische Rehabilitation psychischer Störungen von Hörbehinderten" hatte ich Gelegenheit die bei mir durchgeführte Therapie zu bewerten bzw. bewerten zu lassen. In dem gesamten Forschungsprojekt waren zunächst beteiligt:

* die Abteilung für psychiatrische Akutversorgung psychisch kranker Hörbehinderter im Landeskrankenhaus Lengerich und
* die Kurmaßnahme für psychisch kranke Hörbehinderte des Institut für Berufliche Ausbildung und Fortbildung (IBAF) in der Baumrain-Klinik in Bad Berleburg.

Die koordinierende Begleitforschung oblag dem Institut für Sozialmedizinische Forschung BOSOFO, Herne.
Die "ambulante Behandlung von späterkrankten Hörbehinderten", wie sie in meiner Praxis in Düsseldorf durchgeführt wird, ist 1988 als weiteres Teilvorhaben in das Forschungsprojekt integriert worden.
Mit dem Vorhaben sollte es gelingen, Erkenntnisfortschritte in zwei wichtigen Feldern des Krankheitsbildes Hörsturz zu erzielen. Zum einen bieten die gründlich erhobenen sozialanamnestischen Daten sowie die Daten zu der dem Krankheitsfall unmittelbar vorhergehenden Situation die Mög-

lichkeit, der Beantwortung der Frage nach der Ätiologie des Hörsturzes näher zu kommen. Zum anderen wird mit der wissenschaftlichen Bewertung einer durch Biofeedback und andere Verfahren gestützten Psychotherapie bei Hörsturzpatienten ein in der bisherigen Forschung vernachlässigter Therapie-Bereich erschlossen. Diese ist umso bedeutender, als zwar psychogene Faktoren in der Ätiologie - Diskussion erwähnt werden, diese aber in den Therapiekonzepten keine Entsprechung findet.

Der vorliegende Bericht gliedert sich im wesentlichen in drei Teile. Zunächst stellt er Grundlagen der Therapie von Hörsturz, Morbus Menière und Tinnitus heraus, indem ein ausgewählter Literaturstand zu Ätiologie und Pathogenese, Diagnostik und Therapien referiert wird. Die Beschreibung der von mir im Rahmen des Forschungsprojektes durchgeführten Therapie einschließlich der sich aus dem Forschungsprojekt ergebenen Änderungen der Behandlungen bildet den zweiten Teil dieses Berichtes. Im abschließenden Ergebnisteil sollen die aus meiner Sicht wesentlichen Ergebnisse der anamnestischen und katamnestischen Erhebungen dargestellt werden.
Die gründliche Darstellung der Methoden und verwendeten Instrumente erfolgt in dem Bericht der Begleitforschung und soll daher hier nicht beschrieben werden. Der vorliegende Bericht referiert im Ergebnisteil die von der wissenschaftlichen Begleitforschung zur Verfügung gestellten Ergebnisse.
Besonderen Dank gilt für die Auswertung der Daten für die Begleitforschung dem Mitarbeiterteam von BOSOFO, insbesondere Herrn Spikofski, mit dem ich ausführlich über die Aufgabenstellung diskutierte, und der mich mit fachlichem Rat und Tat über den üblichen Rahmen hinaus unterstützte.

3. Symptomenkomplexe, Ätiologie und Pathogenese von Hörsturz, Morbus Menière und Tinnitus

Welchem Krankheitsbild, so ist zu fragen, widmet sich die in diesem Forschungsprojekt zur Diskussion stehende Therapie. Die Schwierigkeit einer deutlichen Abgrenzung der Krankheitsbilder liegt in den aus der diagnostischen Praxis bekannten Schwierigkeiten. Hörsturz, Morbus Menière und Tinnitus sind keine streng voneinander zu trennenden Krankheitsbilder. Die Ursache hierfür ist in dem parallelen Auftreten von Symptomen, die in mehreren Krankheitsbildern ihren Platz haben, zu sehen. So ist die Abgrenzung der Krankheitsbilder in der Literatur oft mit der Formulierung von Bedingungen verbunden, die zu einer künstlichen Krankheitsabgrenzung führen und damit aus der Sache heraus nicht notwendig nachvollziehbar sind.

Die einer Krankheit angemessene Therapie hat die plausible Kette von Krankheitsursache, pathologischer Schädigung, auftretender Symptomatik sowie dem Verhalten des Patienten selbst in Rechnung zu stellen und je nach Schwere der Erkrankung auf Stillstand eines progredienten Verlaufes, Verbesserung des Zustandes oder auch Heilung hinzusteuern. Der später beschriebene Therapieansatz geht von einer 'psychischen Beteiligung als auslösender Faktor bei der Entstehung von Hörsturz, Morbus Menière und/oder artverwandtem Tinnitus' aus. So lautet die bestimmende Frage bei der Darstellung von Symptomenkomplexen, Ätiologie und Pathogenese der angegebenen Erkrankungen: Gibt es nach gegenwärtigem Wissensstand festgelegte ätiologische oder pathogenetische Erklärungen, die dem hypothetischen Ansatz widersprechen? Und weiterhin ist zu beschreiben, inwieweit die Betonung des Aspektes einer auch psychisch bedingten Krankheitsentstehung in der Literatur Unterstützung findet.

3.1. Hörsturz

Die Symptomatik des Hörsturzes ist gekennzeichnet durch den meistens einseitig auftretenden (80-95%) (JACOBSEN 1974; v. DISHOECK, BIERMANN 1957), plötzlichen Hörverlust, der aus "scheinbar vollem Wohlbefinden heraus" (STANGE, NEVELING 1980, 45.1) auftritt. STANGE und NEVELING (1980, a.a.O.) beschreiben aus der Literatur verschiedene parallel auftretende Symptome wie Ohrensausen (bis zu über 90%) und Druckgefühl (etwa 50%). "Etwa ein Drittel der Patienten... klagen über Schwindel, der selten als Drehschwindel, meist als Unsicherheitsgefühl, bzw. Schwankschwindel angegeben wird" (ebd.). Hier wird die Nähe zu den anderen Krankheitsbildern dokumentiert.

Der Literaturstand zur Ätiologie des Hörsturzes, dies vorangestellt, erlaubt lediglich die allgemeine Aussage, daß die Ätiologie des Hörsturzes unklar ist (vergleiche im übrigen die ausführlicheren Ergebnisse der Wissenschaftlichen Begleitung durch BOSOFO). NEVELING (1967) stellte die von ihm in der Literatur zusammengetragenen pathogenetischen Gesichtspunkte zusammen und führt durch die große Erklärungsbreite die Unklarheit deutlich vor Augen. HOFFMEISTER (1988) hat aus der vorliegenden Literatur die Ätiologie und Pathogenese des Hörsturzes strukturiert und stellt zwei ätiologische Erklärungsmuster als verbreitet fest: "Zum einen sehen viele Autoren die mögliche Ursache in einer virusbedingten Schädigung der für die Schallperzeption verantwortlichen Strukturen; die zweite, heute mehr im Vordergrund stehende Hypothese nimmt als Ursache eine vaskuläre Störung an."(49) Weitere Erklärungen

werden in einer Membranruptur und auch in psychischem Streß gesehen.
Forschungsergebnisse, die zu einer Negierung psychischer Faktoren bei der Krankheitsentstehung führen können, existieren meines Wissens nicht. Vielmehr werden von einer großen Zahl von Autoren psychische Faktoren als ursächlich für den Hörsturz bezeichnet (BOENNINGHAUS 1988; FOWLER 1950; KESSLER 1968; STANGE 1972; NEUSER 1988; STAINDL et al. 1979; DOHSE et al. 1981; HOFFMEISTER 1988)."Der Streß muß als Ursache des Hörsturzes in die engste Wahl eines ätiologischen Deutungsversuches einbezogen werden" wird von NAUJOKS (1979, 1802) nachdrücklich formuliert.

In der Auswertung einer Untersuchung an 64 Hörsturzpatienten mit 90 Hörstürzen stellen KROPP, v. RAD (1988) fest, "daß in über 70 % der untersuchten Fälle ein Zusammenhang von Hörsturz und akutem psychischen Belastungen exploriert werden konnte. In der Regel konnte diese akute Belastung als Dekompensation einer chronischen Konfliktsituation interpretiert werden." (410) Die Autoren stellen neben diesem Krankheitsbild den Befund pathologischer Blutdruckverhältnisse bei 80% der Patienten heraus.

Auch KLOMSDORF u.a. (1985) beschreiben in einer Untersuchung eine Auslösung des Hörsturzes in Belastungssituationen bei definierten Risikopersönlichkeiten.

Vor dem Hintergrund dieser Ergebnisse und der aus mehrjähriger Praxis gewonnenen Erfahrung einer psychischen Beteiligung bei Hörsturz muß angenommen werden, daß die Beteiligung psychischer Faktoren bei der Krankheitsentstehung des Hörsturzes eine bedeutende Rolle spielt. Ob jedoch ´immer´ eine psychodynamisch relevante Situation, wie sie von mir angenommen wird, den Hörsturz auslöst, ist bei der beschriebenen unklaren Ätiologie als Forschungshypothese zu akzeptieren.

Es ist zusätzlich darauf hinzuweisen, daß in der Literatur davon augegangen wird, daß der Hörsturz als singulares Ereignis zu betrachten ist. Wiederholungen werden als zahlenmäßig gering eingestuft. Eigene Beobachtungen, die einen zugegeben eingeschränkten Patientenkreis beschreiben, lassen durchaus die Annahme zu, daß Wiederholungen und Rezidive nicht selten sind. Die in die Diskussion eingebrachte 'Hörsturzpersönlichkeit' (GREUEL 1985) greift die wiederholte Bereitschaft des Körpers auf, auf psychische Belastungen mit dem teilweisen Ausfall des Gehörs zu reagieren.

3.2. Morbus Menière

Symptomatisch ist der Morbus Menière zu kennzeichnen als Erkrankung, die mit Ohrensausen, Hörstörung und Schwindel einhergeht. Ohne ersichtlichen Grund treten Anfälle von Drehschwindel auf, die unterschiedlich lange andauern (von Minuten bis zu Stunden). Erst das Vorhandensein des pathologisch-anatomischen Substrates einer Volumenvermehrung der Endolymphe (´endolymphatischer Hydrops´) (MEYER ZUM GOTTESBERGE, STUPP 1980, 38.1) erlaubt jedoch die Bezeichnung Morbus Menière.

Nun läßt sich auch bei anderen Krankheitsbildern, die nicht die Menière'sche Symptomatik zeigen, ein endolymphatischer Hydrops zeigen (ARNOLD 1981, 602), so daß die Krankheitsspezifizierung des Symptomenkreises durch den histopathologischen Befund nicht zwingend andere ursächliche Zusammenhänge ausschließt.

"Es liegt nahe, einen endolymphatischen Hydrops ursächlich mit einer Produktions- und Resorptionsstörung der Endolymphe in Verbindung zu bringen" (ebd.), jedoch sind morphologische Veränderungen an den betreffenden Organen bisher nicht bekannt. Die Pathogenese der Organveränderung ist demnach unbefriedigend geklärt. Einsichtig erscheint dagegen der Einfluß, den die "Volumenzunahme der endolymphatischen Flüssigkeitsräume, sowohl im Bereich der Cochlea, wie auch im Bereich der vestibulären Endolymphräume" (ebd.) hat. Die Beeinflussung der Gleichgewichtsorgane und des Ohrinnenraumes lassen den Zusammenhang plausibel erscheinen.

"Von einigen Autoren ist die Frage einer psychosomatischen Entstehung der Menière'schen Krankheit erwogen worden. Seelische Belastungen, Konflikte und Spannungen werden von vielen Kranken auf Befragen angegeben. In mehreren Fällen werden psychische Erregungen für die Auslösung eines Anfalles verantwortlich gemacht. Dennoch besteht bisher kein ausreichender Grund, die Ursache der Krankheit vorwiegend oder gar ausschließlich in seelischen Bedingungen im Sinne der psychosomatischen Krankheitslehre zu suchen." (MEYER ZUM GOTTESBERGE, STUPP a.a.O., 38.7). Dies bedeutet jedoch auch, daß die Ätiologie der Erkrankung, die den gesamten Symptomenkomplex einzubeziehen hat, bislang eine psychische Beteiligung bei der Entstehung des Morbus Menière nicht ausschließt. Es besteht also Grund, die ernstzunehmenden Hinweise im Sinne einer therapierelevanten Krankheitsursache zu bewerten.

3.3. Tinnitus

Die Symptome des Tinnitus werden beschrieben als Ohrgeräusche, die überwiegend temporär in verschiedenen Geräuscharten und Lautstärken auftreten. "Die Geräusche können anhaltend oder unterbrochen, rhytmisch oder unregelmäßig, laut oder leise sein." (SEILER 1982, 124). Sie sind vor allem dadurch gekennzeichnet, daß keine Schallwellen von außen an das Ohr gelangen. Neben den Ohrgeräuschen treten frequenzspezifisch Hörverluste auf. In einer retrospektiven Studie bei 50 Fällen (SIEGWART u.a. 1981) wird in 30% der Fälle eine Schwerhörigkeit (Schalleitungsschwerhörigkeit, Schallempfindungsschwerhörigkeit, Kombinierte Schwerhörigkeit) festgestellt, in drei Fällen Taubheit.

1. Tumoren des VII. Hirnnerven bzw. der hinteren Schädelgrube
2. Bakterielle und virale Infektionen im labyrinthären und retrolabyrinthären Bereich
3. Degenerative Erkrankungen des ZNS und Innenohres
4. Schädelhirntrauma
5. Presbyakusis
6. Hereditäre sensorineurale Schwerhörigkeiten
7. Intoxikationen (Alkohol, Nikotin, Chinin, ASS, Diuretika, Aminoglykoside
8. Stoffwechselerkrankungen (Diabetes mellitus, Fettstoffwechselstörungen, Hypothyreosen, Avitaminosen etc.)
9. Durchblutungsstörungen (Hypertonie, Hypotonie, vertibrobasiläre Insuffizienz, bzw. HWS-Syndrom etc.)
10. Gerinnungsstörungen
11. Barotrauma
12. Schalltrauma
13. Lärmschäden
14. Morbus Menière
15. Allergene

Abb. 1: Die häufigsten Ursachen für das Auftreten von Tinnitus (OPITZ 1981)

Wie in den vorhergehenden Krankheitsbildern wird auch bei Tinnitus die Psychogenese kaum berücksichtigt. Das Tableau der häufigsten Ursachen für des Auftreten von Tinnitus (OPITZ 1981, 213) (Abb. 1) macht dies deutlich. SCHÖN - WEILER u.a. (1989) kommen jedoch in einer Studie zu 'Klagsamkeit und Depression bei Ohrgeräuschpatienten' zu dem Ergebnis, daß die untersuchten Probanden "mit Ohrgeräuschen 'leicht depressiv' und die Kontrollen (Kontrollgruppenergebnisse/d.V.) 'sicher nicht depressiv' waren (269).
Ein Überblick über die hier nicht relevanten Erklärungsmuster soll nicht gegeben werden. Eine Beschreibung von OPITZ (1980) relativiert jeglichen ätiologischen Dogmatismus: "Die Sichtung der Literatur bietet... ein buntes Bild zur Pathologie, Pathophysiologie und Psychoakustik einschließlich der audiometrischen Untersuchungsmethoden" .(491)

3.4. Zusammenfassung

Es wird bei den aus der Literatur zu ersehenden symptomatischen, pathogenetischen und ätiologischen Hinweisen die einheitlich klinisch-naturwissenschaftliche Fragestellung der Fachdiskussion deutlich, die den Blick auf eine psychische Beteiligung bei der Entstehung jeder der drei hier interessierenden Krankheiten begrenzt.

Weiterhin wird deutlich, daß die beschriebenen Syndrome nicht hinreichend voneinander zu trennen sind. Käme einer psychischen Beteiligung bei der Entstehung der beschriebenen Krankheiten die meines Erachtens entscheidende Rolle zu, könnte fernerhin nur von verschiedenen Ausprägungen einer psychisch konditionierten Hörstörung ausgegangen werden.

4. Diagnostik und Therapie von Hörsturz, Morbus Menière und Tinnitus

Die insgesamt unklare Genese der hier behandelten Erkrankungen wirft für die Diagnostik und vor allem die Therapie beträchtliche Probleme auf. So wird modellhaft von dem beschriebenen Symptomkomplex ausgehend auf dem Wege der Differentialdiagnostik die Abklärung der jeweiligen Erkrankung zu leisten sein, um eine entsprechende Therapie durchführen zu können.

A. Anamnese
1. Vorerkrankung (intern, neurologisch, traumatologisch)
2. Persönliche und berufliche Situation
3. Pharmaka (Kardiaka, Hormone, Innenohrtoxine)
4. Tinnitus

B. Untersuchungen
1. Mikroskopische Otoskopie
2. Audiologische Diagnostik
   - Ton- und Sprachaudiometrie
   - überschwellige Funktionsteste (Sisi-, Cahart- und Feldmann-Test)
   - Tympanometrie
   - Stapediusreflex-Audiometrie
3. Röntgen (Stenvers, HWS in 3 Ebenen)
4. Blutchemie
5. Serologie
6. Konsiliaruntersuchungen (internistisch, neurologisch, ophtalmologisch)

Abb.2: Diagnostik bei Hörsturz (nach NAUJOKS (1979) u. STANGE, NEVELING (1980))

4.1. Hörsturz

Die Ausführungen zur Diagnostik des Hörsturzes sind auf die z.T. aufwendigen Möglichkeiten stationärer Diagnostik abgestellt. Der Untersuchungsgang läßt sich nach NAUJOKS (1979) und STANGE, NEVELING (1980) wie in Abb.2 dargestellt beschreiben. Die Übersicht, die ein typisches Schema zeigt, macht deutlich, daß die Möglichkeiten der Anamnese zur Abklärung psychogenetischer Faktoren häufig genutzt werden, ohne jedoch angesichts der naturwissenschaftlich begrenzten Therapieperspektive ausreichend Berücksichtigung zu finden.

"Die bestehenden Unklarheiten und Unsicherheiten bezüglich der Ätiologie und die nur unzureichende Vorstellungen über die Pathogenese bzw. Pathomechanismen des Hörsturzes... wirken sich auch auf die Konzeption der Behandlung dieser Innenohrstörung aus."
(HOFFMEISTER 1988, 77)

Eine einheitliche Therapie für den Hörsturz kann nicht abgegeben werden. PILGRAM u.a. geben 1985 als Standardtherapie bei akutem Hörsturz im Rahmen einer 10- bis 14-tägigen stationären Behandlung, die Verabreichung von täglich "500ml Infusion, welche eine 10%ige (25 g) Sorbit-Lösung enthielt, intravenös appliziert" an. "Desweiteren... täglich 600 mg Naphtidrofurylhydrogenoxalat in der Retardform sowie 3x2 Tbl. eines Vitamin-B-Komplexes" (351). Dagegen beschreiben ARNOLDNER u.a. ein polypragmatisches Therapieschema (1983, 403), welches aus rheologisch aktiven Substanzen, Vasodilatantien, Corticoiden, nicht steroidalem Antirheumatikum, oralem Penicillin, Vitamin-B-Komplex und Diuretica mit variierenden Dosissteigerungen zusammengesetzt ist. Sie geben an, daß sich polypragmatischen Therapien in der Hörsturzbehandlung durchgesetzt haben. STANGE, NEVELING (1980) bestätigen dies, weisen aber auf den therapeutischen Schwerpunkt der Beeinflussung der Mikrozirkulation hin. Weitere Therapievorschläge von STAINDL (1979), KLEMM u.a. (1983), LASKAWI u.a. (1987) sowie ZASTROW, ARNDT (1987) unterstützen grundsätzlich diese Standards und stellen auch positive Ergebnisse ihrer Behandlungen im akuten Fall vor, die jedoch nicht aus dem Rahmen fallen.

Einen Überblick veröffentlichter therapeutischer Erfolge mit verschiedensten medikamentösen Therapien von 14 Autoren stellen STANGE, NEVELING (1980, 45.20) in einer Tabelle zusammen, und zeigen einen mittleren Hörgewinn, der von 9dB bis zu 43dB reicht. Beginn dieser Therapien ist bis zu drei Wochen nach Hörsturz. Es sollte bei einer solchen Darstellung jedoch berücksichtigt werden, daß gerade bei Hörsturz die Rate der Spontanremission erheblich ist. Bei Hörsturzpatienten, die keiner Therapie zugeführt wurden, ermittelte WEINAUG (1984) "eine Besserung bei 89% der Fälle, bei 68% eine vollständige Rückbildung" (346). Die durchschnittliche Hörverbesserung gibt er mit 25,6dB an. Die Konsequenz dieses vor allem außerhalb der Bundesrepublik Deutschland bekannten Aspektes führt in den USA beispielsweise zum Therapieverzicht bei Hörsturz. Auch in der DDR war eine solche Therapie nicht üblich.

Therapeutische Ansätze, die eine psychosomatische Genese berücksichtigen, sind in der Literatur rar, obschon die vielfach in der Ätiologie und Pathogenese zugestandene Möglichkeit der Krankheitsentstehung durch psychische Aspekte dies nahelegen würde. Die differentialdiagnostische Abklärung, in der auch die Psychogenese eine Bedeutung hat, wird zwar in der Literatur aufgeführt, jedoch ist eine dementsprechende Therapie, die die Persönlichkeitsproblematik aufgreift, nicht entwickelt.

4.2. Morbus Menière

Wie beim Hörsturz und Tinnitus ist auch die Diagnose des Morbus Menière ein differentialdiagnostisches Problem.
MEYER ZUM GOTTESBERGE, STUPP (1980) beschreiben die Grundlagen der Befunderhebung und Diagnostik (Abb. 3).

1. Anamnese: Drehschwindel, Hörstörung und subjektive Ohrgeräusche
2. Tonschwellenaudiogramm
3. Überschwellige Funktionsteste
4. Sprachaudiogramm
5. Elektrocochleographie
6. Vestibularisbefund

Abb. 3: Diagnostik bei Morbus Menière nach
MEYER ZUM GOTTESBERGE, STUPP (1980)

Der Vestibularisbefund erlaubt in der Regel durch den Befund eines Spontannystagmus im Anfallstadium die Festlegung auf die Diagnose M. Menière. Bei der Erfüllung von drei Voraussetzungen, die die Autoren angeben, könne die Diagnose der echten Menière'schen Krankheit keine Schwierigkeiten machen. Die Voraussetzungen sind: typische Anamnese, charakteristischer Befund und die Diagnosestellung durch einen erfahrenen Otologen. Unter der Fragestellung, wie die hier interessierenden Krankheitsbilder zu unterscheiden sind, muß an dieser Stelle Skepsis angebracht sein.

Auch für die Therapie des Morbus Menière läßt sich nach MEYER ZUM GOTTESBERGE, STUPP (1980) eine Übersicht (Abb.4) geben. Interessant ist, daß unter den allgemeinen Maßnahmen in Anlehnung an SIIRALA, GEHLHAR (1968) und DERLACKI (1968) eine psychische Betreuung vorgeschlagen wird, die jedoch nicht mit einer hier zur Rede ste-

henden psychotherapeutischen Intervention zu verwechseln ist.
Interessant anzumerken ist, daß im Unterschied zu Hörsturz und Tinnitus für die Therapie des Morbus Menière nach erfolgloser medikamentöser Behandlung auch operative Eingriffe als erfolgversprechend beschrieben werden (BECK 1985, 602).
Summarisch könnte man zunächst vermuten, daß vor allem wegen des auf das Gleichgewichtsorgan einwirkenden endolymphatischen Hydrops die Therapie nicht allein auf die Behandlung psychisch relevanter Faktoren gerichtet sein kann. Mit ziemlicher Sicherheit entsteht allerdings der endolymphatische Hydrops auf psychovegetativem bzw. psychoneuro-

1. Allgemeine Maßnahmen
   - Vermeidung physischer und psychischer Anstrengungen
   - psychische Betreuung
   - Herstellung normaler Blutdruckverhältnisse
   - Alkohol-, Nikotin- Koffeinreduktion

2. Medikamentöse Therapie
   - Dehydrierung zur Dekompression des 'Labyrinthhydrops'
   - Durchblutungsförderung
   - Sedierung
   - Labyrinthausschaltung
     a) durch Anästhesie
     b) durch ototoxische Antibiotika
   - Substitution mit Vitaminen und Hormonen
   - antiallergische Therapie

3. Operative Methoden
   - Chirurgische Neuraltherapie
   - Druckentlastung des Innenohres
   - Destruktion des Innenohr- und Gleichgewichtsapparates
   - Ausschaltung des N. vestibularis und N. cochlearis

Abb. 4: Therapiemöglichkeiten der Menière'schen Krankheit
nach MEYER ZUM GOTTESBERGE, STUPP (1980)

hormonellem Wege und macht eben dort ein therapeutisches Eingreifen nötig.

4.3. Tinnitus

Ohrgeräusche lassen sich bei über der Hälfte aller Ohrerkrankungen diagnostizieren. Für die therapierelevante Diagnostik wird der objektive vom subjektiven Tinnitus unterschieden. Der Unterschied liegt in einer möglichen Messung von Ohrgeräuschen beim seltenen objektiven Tinnitus und den häufigen ausschließlich subjektiv empfundenen Ohrgeräuschen, bei denen eine Messung nicht möglich ist. Die in Abb.1 dargestellten möglichen Ursachen zeigen gleichzeitig die Aufgabenstellung einer Differentialdiagnostik zur Abklärung.

Tinnitus-Therapie hat eine weitgehend chronische Erkrankung zu behandeln. Therapeutisches Ziel bedeutet für einige Autoren, den nicht kompensierten Tinnitus in einen kompensierten Tinnitus zu überführen (z.B.SEILER 1982). Diese Zielsetzung wird versucht über verschiedene Therapieangebote zu erreichen (Abb. 5). Ein reichhaltiges Angebot an verhaltensändernden Maßnahmen schlägt TÖNNIES (1991) vor. SIEGWART u.a. (1981) beschreiben an 50 Fällen die Insuffizienz jeder medikamentösen Therapie bei Tinnitus.
Dagegen beschreibt HOUSE schon 1981 die günstige Beeinflussungsmöglichkeit der Ohrgeräusche durch eine Behandlung mit Biofeedback und Autogenem Training. In ähnlicher Weise angelegt sind die relativ geringen Erfahrungen mit einem Streß - Immunisierungsprogramm (DE CAMP-SCMIDT, DE CAMP 1991) und hypnotherapeutischen Ansätzen im Rahmen der kognitiven Verhaltenstherapie (JOISTEN 1991), die von den Autoren als durchgehend erfolgreich beschrieben werden.

1.	Verhaltensempfehlungen - Streßreduktion - Alkohol-, Nikotin- und Koffeinvermeidung - Andere Verhaltensänderungen
2.	Medikamentöse Therapien
3.	Hörgeräteversorgung
4.	Operative Eingriffe
6.	Persönlichkeitstherapeutische Maßnahmen

Abb. 5: Verbreitete Möglichkeiten der Tinnitus-Therapie

Deutlich wird bei den Therapie-Ansätzen bei Tinnitus, daß die klinisch orientierte Therapie durch Überlegungen zu einer auf die Psyche der Patienten gerichteten Therapie ergänzt wird. Ob die neueren Therapieformen auf längere Sicht vergleichbare oder gar bessere Effekte erzielen, muß abgewartet werden.

4.4. Zusammenfassung

Bei den hier vorgestellten Erkrankungen handelt es sich in allgemeiner Form um Funktionsbeeinträchtigungen des Gehörs mit häufigen, begleitenden Hörempfindungsstörungen. Die Genese der Störungen und Beeinträchtigungen ist weitgehend unklar, zumindest aber unsicher.
LEHNHARDT (1976) will beispielsweise die Unterscheidung von Hörsturz und Morbus Menière nicht gelten lassen. Die diagnostischen Unterschei dungen sind, wie dargestellt, zwar vorhanden aber je nach Bewertung nicht hinreichend gravierend für die Konstitution verschiedener Erkrankungen. Der Symptomenkomplex des Morbus Menière ist in Relation zu Tinnitus und Hörsturz wenig originell. Erst durch das pathologisch-anatomische Substrat ist er von den anderen Krankheiten zu unterscheiden.

Der in der Regel chronische Verlauf der besprochenen Erkrankungen mit seinen anfallsartigen Symptomatiken, die für den Patienten außerordentlich belastend sind, und die geringe therapeutische Einflußmöglichkeit führen in den vergangenen Jahren zu einer aufgeschlosseneren Betrachtung der Möglichkeit psychischer Beteiligung. Die Konsequenz jedoch, die zumindest in einer Modifizierung oder auch Ergänzung der Therapie liegen würde, ist nur sehr begrenzt im Gespräch.
Es müssen die beiden Probleme, die bei der Beschreibung von Diagnostik und Therapie der Erkrankungen im Vordergrund stehen, deutlich hervorgehoben werden:

* Die unklare Ätiologie der Erkrankungen und die breiten Symptompaletten, die sich zu dem noch überschneiden, erschweren in der ambulanten Praxis zusätzlich die eindeutige Diagnostik.

Die über lange Jahre gestellte Diagnose des Hörsturzes als monosymptomatischer Morbus Menière (STANGE, NEVELING 1980) gibt möglicherweise Anlaß, die heute akzeptierte Trennung der Erkrankungen als ebenfalls vorläufig zu betrachten, wenn die pathogenetischen Unsicherheiten - wovon ich ausgehe - die Relativierung stützen.

* Eine Therapie, die auf unklarer Ätiologie beruht, in der die Möglichkeit psychischer Krankheitsbeeinflussung ein Platz eingeräumt wird, aber der Persönlichkeit des Patienten und seiner psychischen Verfaßtheit keinen Platz einräumt, greift zu kurz.

Der plausible Ansatz in der Kette Ätiologie, Pathologie, Symptomatik und Therapie fehlt in allen drei zur Diskussion stehenden Erkrankungen. Dies ist in der Medizin durchaus nicht ungewöhnlich. Die Folge muß jedoch die

Suche nach effektiven Behandlungsmöglichkeiten sein, die die vorhandene Verengung auf den Versuch medikamentöser Beeinflussung der Hörstörung lediglich als eine der verschiedenen therapeutischen Möglichkeiten ansieht, die allerdings auch die größten Gefahren in sich birgt:
Es werden bei der Stellatumblockade Todesfälle als Komplikation beschrieben, ebenso bei der Infusionstherapie und der allerdings kaum noch angewandten hyperbaren Sauerstofftherapie. Die Infusionsbehandlung als häufigstes Therapieangebot kann ferner zu Magen- und Darmblutungen führen, zu Thrombophlebitiden, was häufig vorkommt, zu Gewichtszunahme, über Monate bestehendes Hautjucken und nicht selten, was ihre Wirksamkeit in Frage stellt, zu Hörsturz-, Tinnitus-, und M. Menièrerezidiven - während der laufenden Infusion. Es ist anzunehmen, daß besonders der Abdomen- und Hautbereich besser durchblutet wird, allerdings auf Kosten der Innenohren und anderer Organe des Kopfes.
Die operativen Maßnahmen sind verstümmelnd (siehe Abb. 4) und gedacht, Organe zu zerstören, um Symptome zu beseitigen, ohne die Ursachen zu behandeln. Diese Denkweise ist genauso renovierungsbedürftig, wie die Vorschrift, daß ein Arzt wider besseren Wissens nur aus forensischen Gründen Infusionsbehandlungen wie oben beschrieben durchführen muß. Stattdessen sollte man "die ungefährlichste und am wenigsten belastende Behandlungsart wählen" (UEXKÜLL 1990).
Aber auch psychotherapeutische Maßnahmen sollten nicht unkritisch verordnet werden, denn das Autogene Training in seiner ursprünglichen Form führt nur selten zum Erlernen des notwendigen "Abschaltens" und vermutlich zu einer ungünstigen Blutverteilung. Denn anders kann ich mir Hörstürze, die während des Autogenen Trainings auftraten, nicht erklären. Ohne vegetativ stützende Zusatzverfahren können sich unter einer tiefenpsychologischen oder psychoanalytischen Behandlung die Beschwerden verstärken, was sehr oft zum Therapieabbruch führt.

5. Problem- und Fragestellungen des Forschungsvorhabens

Als erste Aufgabe der Therapie war im Forschungsantrag formuliert, den Zusammenhang einer psychischen und somatischen Störung, mit dem die Patienten in die Behandlung kommen, zu unterbrechen. Es war in der Behandlung

* eine Besserung der psychischen Symptomatik bei Hörstörung,

* die psychische Stabilisierung des Patienten durch stützendes Vorgehen und Entspannungstherapie,

* die Besserung der Hörfähigkeit durch Biomentales Training und

* Rezidivprophylaxe durch das Biomentale Training als Entspannungstherapie und Stabilisierungstraining der vegetativen Funktionen angestrebt.

Die Anlage der Untersuchung ließ aus Kostengründen keine Kontrollgruppe und keine Nachuntersuchung der Patienten zu, so daß von vorneherein die subjektive Bewertung der Erkrankung durch den Patienten wie auch des Behandlungserfolges der Bewertungsmaßstab sein mußte. Daher beziehen sich die hier entwickelten Fragestellungen auf die Bereiche, in denen der Patient als Fachmann in eigener (Leidens-)Sache kompetent ist und greifen nicht auf 'objektive' Messungen des Hörverlustes, rheologischer Kapazitäten oder anderer Verfahren zurück.

Als Fragestellungen, die sich auf die Bewertung der Untersuchungsgruppe und der bei den Patienten erhobenen anamnestischen Daten bezieht, sind zu nennen:

* Wie ist die Untersuchungsgruppe in bezug auf die demographischen Informationen zu beschreiben?

* Hat die Hereinnahme eines festgelegten Anteils gesetzlich versicherter Patienten in die Untersuchungsgruppe den beabsichtigten Effekt einer Angleichung an ein zufälliges Bevölkerungskollektiv gehabt?

* Gibt es Besonderheiten in der Untersuchungsgruppe im demographischen Vergleich zur Gesamtbevölkerung?

* Erlaubt die in der Anamnese erhobene Beschreibung der Krankheitsgeschichten die Feststellung einer unbefriedigenden Behandlungssituation von Hörsturz, Tinnitus und Morbus Menière?

* Insbesondere, wieviel erfolglose konventionelle Behandlungen im Patientengut sind zu registrieren?

* Gibt es in der Untersuchungsgruppe besondere Persönlichkeitsmerkmale, die die Aussage etwa einer 'Hörsturzpersönlichkeit' erlauben?

Die katamnestische Bewertung der Untersuchungsgruppe hat die Beantwortung folgender Fragestellungen zum Ziel:

* Welche subjektive Bewertung der Effekte der Therapie beim Patienten, insbesondere seiner Befindlichkeit und seiner psychischen Verfaßtheit sind zu erkennen?

* Wie werden durch die Patienten die Effekte der Behandlung in bezug auf die Hörstörung bewertet?

* In welchem Verhältnis steht die angegebene Häufigkeit und Intensität des durchgeführten Kassettentrainings zum subjektiv bewerteten Behandlungsergebnis?

* In welchem Verhältnis steht die möglicherweise vorgenommene Veränderung der Lebensumstände in Relation zum subjektiv bewerteten Behandlungsergebnis?

6. Die Therapie von Hörsturz, Morbus Menière und Tinnitus in der Praxis Dr. Greuel

6.1. Grundlagen

Unter der Annahme, daß die Ätiologie des Hörsturzes und der artverwandten Erkrankungen, wie Morbus Menière und Tinnitus auf psychische Faktoren zurückzuführen sind bzw., daß die Relevanz psychischer Faktoren für die Erkrankungsentstehung hoch einzuschätzen ist (vgl. Punkt 4.), können zunächst folgende Dimensionen psychischer Ursachen vermutet werden:

* Merkmale der Persönlichkeitsstruktur,
* belastende Lebensereignisse,
* psychovegetative Reaktionen und
* psychische und psychovegetative Folgereaktionen.

Bevor auf die genannten Dimensionen eingegangen wird, muß nochmals betont werden, daß es sich beim Hörsturz natürlich um eine Organerkrankung handelt. Dies impliziert jedoch nicht, daß er einzig im biomedizinischen Sinne zu therapieren ist.

Die Organerkrankungen (Hörsturz, M. Menière und Tinnitus) sind aus meiner Perspektive als Folge permanenter oder sich häufig wiederholender psychovegetativer Reaktion zu verstehen. Der Teil- oder Totalausfall des Ohres oder der Ohren liegt an einer "Organschwäche", d.h., das Ohr ist entweder das sensibelste (z.B. beim Musiker), meist (beruflich) gebrauchte (z.B. beim Psychoanalytiker) oder auch organisch vorgeschädigte (z.B.

durch chronische Tubenbelüftungsstörungen, Entzündungen, Lärm oder nach Operationen) Organ des Kopfes.

Im Rahmen bestehender Kopfdurchblutungsstörungen sind sehr oft neben dem Hörorgan auch andere Organe gleichzeitig mitgestört (Gleichgewichtsorgane, Mittelohren, Kieferhöhlen, Augen, Haut, Gesichtsnerven etc.), was sich in Parallelerkrankungen (z.B. Migräne, Sinusitis etc.) äußern kann. Daß oben genannte Krankheitsbilder sehr häufig zu Beginn oder auch während des Urlaubs auftreten, widerspricht nicht der Ursache, die im Streß begründet ist.

Einen Zusammenbruch unter Streß kann jeder nachempfinden, aber eine Organermüdung nach Streß? Es liegt in der Natur der Sache, daß ein Lebewesen entweder vor Erschöpfung zusammenbricht oder bis zu einem bestimmten Punkt durchhält: die letzten Reserven werden verfügbar gemacht, um einer echten oder auch scheinbaren Gefahr zu entkommen.

Die Ohrerkrankung als Zusammenbruch unter Streß erzwingt Ruhe (=häufige Wirksamkeit des Klinikaufenthaltes ohne Therapie oder noch häufiger unter Entspannungstherapie); als Zusamenbruch nach Streß (im Urlaub) deutet sie auf ungenügende Erholungs- und Entspannungsfähigkeit oder - möglichkeit hin. Verbessert sich in einer Erholungsphase die akute Ohrerkrankung nicht von allein, reichen die Selbstheilungskapazitäten nicht aus: entweder weil sie durch mangelnde Entspannungsfähigkeit nicht genügend mobilisierbar sind, oder weil die zur Mobilisierung erforderliche Energie aufgrund weiterer bestehender energieverbrauchender Belastungen nicht ausreicht.
Daß o.g. Krankheitsbilder im Urlaub auftreten mag wohl auch daran liegen, daß in einem aktivitätslosen Urlaub vermehrt über Probleme nach-

gedacht wird, was in der Zeit des Stresses nicht möglich war, daß also nicht abgeschaltet werden kann, sondern das die belastenden Situationen aktualisiert und bearbeitet werden. Das kann zu einer ungewohnten Überforderung werden, begleitet von den dadurch entstehenden funktionellen Reaktionen (Bereitstellungsreflex). In einem Aktivurlaub hingegen findet zuwenig Erholung statt. Die Aktivitäten sind zwar anders geartet als im Berufsleben oder in der Familie, stellen aber eine zusätzliche Belastung und Energieverschwendung dar. Eine Überforderung (Bereitstellungsreflex) kommt dadurch zustande, daß man die ungewohnten Aktivitäten in ihrem Energieverbrauch falsch einschätzt.

6.1.1. Merkmale der Persönlichkeitsstruktur

Im Rahmen der Behandlung mehrerer tausend Patienten, unter denen sich auch die Untersuchungsgruppe befindet, zeigte sich eine ziemlich einheitliche Persönlichkeitsstruktur, die durch ausgeprägte Eigenschaften wie Pflichtbewußtsein, Fleiß, hohe Ansprüche an sich selbst, Ehrgeiz, Genauigkeit bis hin zur Pedanterie usw. gekennzeichnet ist. Es handelt sich somit um anankastische oder auch depressiv- anankastische Persönlichkeitsstrukturen. Diese Persönlichkeiten neigen durch ihre Eigenschaften zur Selbstüberforderung ("Persönlichkeitsstreß").

Ein weiteres dazugehörendes erkrankungsbegünstigendes Persönlichkeitsmerkmal ist die mangelnde Entspannungs-, Entlastungs- und Regenerationsfähigkeit. Die Patienten schildern meistens über sich selbst, daß sie nicht abschalten können, ständig nachdenken, häufig grübeln, also geistig ständig aktiv sind. Ruhe, Erholung, Urlaub, Faulenzen usw. ist den meisten Patienten fremd.

Auch die Grenzen der eigenen Belastbarkeit werden nicht (mehr) wahrgenommen oder sie werden ignoriert. Dabei handelt es sich um Müdigkeit und Erschöpfungszeichen, die in Form von Symptomen wie beginnendes Ohrensausen, Schwindel, Ohrendruck, Kopfschmerzen oder Migräne usw. auftreten. Diese Symptome werden nicht als Warnung verstanden, sondern als vorübergehend abgetan oder medikamentös unterdrückt.

6.1.2. Auslösende Situation (belastende Lebensereignisse)

Bei diesen Menschen, die auf Grund oben beschriebener Persönlichkeitsmerkmale immer an der Grenze ihrer Belastbarkeit leben, reichen familiäre Probleme (Partnerschafts-Probleme, Pflegefall oder Behinderung in der Familie, Schulsorgen usw.) aus, um die erwähnte Erkrankung auszulösen ("Privatstreß").
Aber genauso können berufliche Probleme (Rivalität, Termindruck, Kündigung, Versagenssituation, zuviel Arbeit auch durch Vertretungen usw.) zu den erwähnten Krankheitsbildern führen. ("Berufsstreß").

Der die Krankheit auslösende Streß besteht also meist aus belastenden Lebensereignissen, die entweder vom Patienten selbst aufgrund seiner Persönlichkeitsmerkmale provoziert wurden, oder die zu den bereits bestehenden Risiken in der Persönlichkeit in Form von schicksalhaften Ereignissen hinzukommen. Der Hörsturz-Patient erfährt allerdings wie andere Menschen in gleicher Häufigkeit die schicksalhaften Lebensereignisse, provoziert aber weitere auf Grund seiner Persönlichkeitsmerkmale. Da es sich bei den auslösenden Situationen um Lebensereignisse handelt, mit denen jeder Mensch konfrontiert wird, wird der Hörsturz nur dann ausgelöst, wenn das Lebensereignis entweder auf eine vorgeschädigte

Persönlichkeit trifft (Persönlichkeitsstreß), oder wenn eine bestimmte Persönlichkeit selbst vermehrt Lebensereignisse provoziert oder zuläßt (Privatstreß, Berufsstreß). Schicksalhafte Lebensereignisse, wie Krankheit oder Tod kommen als unvorhersehbar hinzu.

"Ereignisse, welche die normale Lebensroutine unterbrechen, erfordern eine erhöhte Anpassungsleistung des Betroffenen. Das gilt nicht für alle Ereignisse gleichermaßen, sondern in erster Linie für solche Ereignisse, welche unerwünscht, unerwartet, unbeeinflußbar oder mit negativen Folgen behaftet, empfunden werden. Der Eintritt bestimmter Arten von Lebensereignissen kann ebenso wie die Anhäufung verschiedener Ereignisse in einer kürzeren Zeitspanne für das Individuum so belastend werden, daß normale Bewältigungsmöglichkeiten nicht mehr ausreichen. Emotionale Spannungszustände, exzessive neurohormonelle und pathophysiologische Reaktionen treten daher als Folgezustände gehäuft auf. Sie führen dann, wenn bereits disponierende Risikofaktoren für die Entwicklung organischer Erkrankungen gegeben sind, mit einer erhöhten Wahrscheinlichkeit zum Ausbruch der nachfolgenden Erkrankungen. Bestimmte Arten von Lebensereignissen können ebenso wie die Anhäufung verschiedener Ereignisse in einer kurzen Zeitspanne Ausdruck der Persönlichkeit eines Menschen sein" (SIEGRIST 1980).

Oft liegt das Auftreten der Erkrankung aber nicht in der Zeit des Stresses, sondern, worauf ich oben einging, danach, in einem eigentlichen streßfreien Intervall (z.b. um den Urlaub herum).

Nachdem nun die vermuteten Ursachen für die Entstehung von Hörsturz und den artverandten Erkrankungen, nämlich der Persönlichkeitsstreß, Privatstreß und /oder Berufsstreß genannt wurden, soll aufgezeigt und belegt werden, wie sich Streß funktionell-organisch auswirkt.

6.1.3. Psychovegetative Reaktionen

Wird eine sich selbst überfordernde Persönlichkeit, die keine Selbstentlastungsfähigkeit (mehr) besitzt, und die die eigene Überforderung nicht (mehr) wahrnehmen kann (Persönlichkeitsstreß), von weiteren Streßsituationen heimgesucht (Privat-, Berufsstreß), reagiert der Organismus mit einem Bereitstellungsreflex. Wenn also ein belastendes Ereignis vorliegt, das schicksalhaft oder selbst induziert die Streßbewältigungsmechanismen beansprucht, treten physiologische Abwehrmechanismen in Kraft, die zum Hörsturz führen können.

"Bei Überschreiten der Streßtoleranz werden über den Cortex Bereitstellungsreaktionen (" Kampf " oder " Flucht ") ausgelöst. Dem Nucleus amygdala kommt die Rolle zu, die hypothalamischen Strukturen zu aktivieren. Dabei werden einerseits die sympatisch - cholinergen Nervenfasern (Vasodilatation der übrigen Gefäße) des autonomen Nervensystems stimuliert. Neben der Vasokonstriktion (der übrigen Gefäße) wurde in Tierversuchen eine Blutviskositätszunahme festgestellt. Andererseits wird über das endokrine System Adrenalin aus dem Nebennierenmark freigesetzt, das für Thrombozytenaggregation, Beeinflussung von Herzfrequenz und Blutdruck, Sauerstoffverbrauch der Gewebe usw. verantwortlich ist. Ferner tritt eine vermehrte Freisetzung von ACTH und damit von Nebennierenrindensteroiden in Kraft, ein Anstieg von Wachstumshormonen und Prolaktin, um nur die wichtigsten zu nennen, deren Wirkung im Rahmen der Hörsturzgenese noch nicht genügend bekannt sind. Die Vasokonstriktion ist experimentell erwiesen " (UEXKÜLL 1990).

Zu den sich daraus entwickelnden Reaktionen gehören :

* die Nackenmuskulaturverspannung und
* die Kopfdurchblutungsstörung.

Die Nackenmuskulaturverspannung entsteht durch die Muskelanspannung in den oben genannten Streßsituationen, oft schon Jahre vor dem Auftreten des Hörsturzes. Diese organische Kampf- oder Fluchtvorbereitung ist ein Reflex, der bei jedem Lebewesen also auch beim Menschen in Streßsituationen stattfindet. Der organisch vorbereitete Kampf oder die Flucht findet in der Regel bei Menschen nicht statt, weil der Feind und das Opfer abstrakte Personen sind oder von diesen erzeugte Situationen (Konkurrenz, Kunde, Rival(-e) in, Ungerechtigkeiten etc.), denen man in unserer zivilisierten Gesellschaft nur sehr selten mit körperlichen Aktionen (Kampf) begegnet. Das würde allerdings zu einer "Entladung" der Vorbereitungskräfte, also zu einer Entspannung führen. Da das nur sehr selten geschieht, kommt es zu keiner Entspannung, sondern die Nackenmuskulatur bleibt angespannt, sie verspannt sich. Die Folgen sind vielfältig. Sie führen zu einem Verschleiß der (Hals-) Wirbelsäule, weil die Wirbel durch die ständige Muskelanspannung gegeneinander gepreßt werden und sich dadurch die Reibungskräfte enorm erhöhen. Oft werden gleichzeitig durch die ebenso angespannte Kaumuskulatur die Zähne, vorwiegend in der Nacht, gegeneinander gepreßt und gerieben (sog. Zähneknirschen), was zusätzlich zu einem Abrieb der Kauflächen führt und zu einem Verschleiß des Kiefergelenkes. Vor allem führen die Muskelverspannungen zu Durchblutungsstörungen im Kopfbereich. Die durch die Verspannung entstandenen sog. degenerativen Veränderungen im unteren HWS-Bereich verursachen besonders starke Sympathikusirritationen. Im oberen HWS-Bereich finden Irritationen von Arteria und Nervus vertebralis statt.

Die Erhöhung der Spannung einer Wirbelgelenkkapsel (durch die Muskelverspannung) bewirkt über eine Reizung der Spannungsrezeptoren eine weitere Erhöhung des Muskeltonus der Nackenmuskulatur usw.. Gleichzeitig wird die Arteria vertebralis reflektorisch durchblutungsvermindernd beeinflußt.
Die Kopfdurchblutungsstörung entsteht auch durch eine Blutumverteilung in Streßsituationen, die nur für den Kampf- oder Fluchtzeitraum gedacht ist. Der Bereitstellungsreflex (s.o.) bewirkt eine Mehrdurchblutung der Extremitätenmuskulatur, die sich auf die Aktion vorbereitend entspannt. Der weniger durchblutete Kopf reagiert mit einer inneren und äußeren "Blässe". Würde der Kampf oder die Flucht stattfinden, ließe danach die Mangeldurchblutung des Kopfes nach. Da das nicht der Fall ist, verbessert sich die Durchblutung nur zögernd und wird beim nächsten Bereitstellungsreflex wieder vermindert.

6.1.4. Psychische und psychovegetative Folgereaktionen

Zum Persönlichkeitsstreß, Privat- und/oder Berufstreß kommt nun noch der Erkrankungsstreß hinzu. Die Angst vor Verschlimmerungen oder Wiederauftreten der Beschwerden (Rezidive), verstärkt durch die Ratlosigkeit der konventionell behandelnden Ärzte, das Deprimierende an der Einschränkung des Lebens (Verzicht auf gesellschaftliche Kontakte wegen der Verständigungsprobleme), führen zur Isolation und Resignation. Daraus resultieren weitere Beeinträchtigungen im partnerschaftlichen Bereich und Berufsleben bis hin zur Interessenlosigkeit und Depressivität, was in Suizidalität enden kann.

Persönlichkeitsstreß, Privat- und /oder Berufsstreß und Erkrankungsstreß addieren sich und führen zu einer allgemeinen psychischen Erschöpfung mit den psychovegetativen Erscheinungen wie Schlafstörungen, Hypo- oder seltener Hypertonie etc., was wiederum die psychische Lage verschlimmert und was wieder oben in den Kreislauf als zusätzlicher "Persönlichkeitsstreß" verstärkend eingreift.

6.2. Behandlungsziele

Ziel der Therapie ist es, den krankmachenden Kreislauf zu unterbrechen, indem man die Einzelursachen behandelt. Die Biomentale Therapie ist ein Behandlungsprogramm, das aus vielen Einzelbehandlungen besteht, die wie im Folgenden beschrieben, an den unterschiedlichen Ursachen therapeutisch wirksam werden. Zu bemerken ist bereits vorher, daß die Impulse, die zur Entstehung der Einzelursachen führen, nicht von außen, sondern vom Vegetativum aus kommen, also von innen. Die Behandlungen müssen folglich den gleichen Weg verfolgen, denn von außen, also entgegen den vegetativen Impulsen, versagt- wie man weiß- jede Therapie (Medikamente, Massagen etc.). Um die Hörstörung zu verringern, wird auch bei einer schon länger zurückliegenden hörsturzbedingten Innenohrschwerhörigkeit eine Hörverbesserung angestrebt, was im Fall mit Hilfe der Biomentalen Therapie erstaunlich oft möglich ist.

"Spektakulär erscheinen Erfolge, welche Greuel (1983) mit der Suggestiv- und Hypnosebehandlung erreichte. Nachdem er den Patienten das Schwere- und Wärmegefühl mit sichtbarer Rötung der Ohrmuschel vermittelt hatte, erfolgte eine audiometrische Kontrolle, welche eine Besserung der Hörschwelle um 20-30dB aufzeigte. Die Erfassung psychischer Faktoren ist ein wesentlicher Bestandteil einer jeden Therapieform. Die

Hospitalisation bietet gute Voraussetzungen, dem Patienten seine Problematik aufzuzeigen, damit er die Heilungsprozesse zur Umstrukturierung seiner Lebenssituation nützen kann" (UEXKÜLL 1990).

Auch die angestrebte Verbesserung oder Beseitigung des lästigen Tinnitus ist Ziel der Behandlung. Aber auch ein Akzeptieren der Störung und ein Herabsetzen der Empfindlichkeitsschwelle durch eine allgemeine psychische Stabilisierung ist ein anzustrebendes Behandlungziel.

"Es wäre schon viel erreicht, wenn man den Kranken aus dem Zustand eines "dekompensierten" in den eines "kompensierten" Tinnitus bringen könnte: Akzeptieren der Störung und Herabsetzen der Empfindlichkeitsschwelle. Hierzu eignen sich vor allem psychologische Behandlungsmethoden wie Autogenes Training, Biofeedback-Verfahren, Suggestion und Hypnose sowie kognitive Verhaltenstherapie. Unabhängig von der angewandten therapeutischen Methode sollte man aber stets zwei Gesichtspunkte bedenken: den Patienten gegenüber keine zu optimistischen Erwartungen in Aussicht stellen, die ungefährlichste und am wenigsten belastende Behandlungsart wählen" (ebd.).

Falls nicht schon durch Eigeninitiative des Patienten vor der Behandlung geschehen, findet zunächst eine Bewußtmachung der in der Persönlichkeit begründeten Risiken durch tiefenpsychologische Einzelgespräche statt. Gleichzeitig wird Entspannungs-, Entlastungs- und Regenerationsfähigkeit (Abschalten) durch ein äußerst intensives mentales Einzeltraining meistens auch dem jenigen vermittelt, der bisher auf keine Behandlung ansprach. Unter diesem Training entwickelt sich die notwendige Verbesserung der Wahrnehmung von vegetativen Reaktionen auf Belastungen.

Tiefenpsychologische Einzelgespräche aus Kurz- bzw. Fokaltherapie (RECHENBERGER 1974) sind immer nötig, wenn akute Konfliktsituationen bzw. krankheitsauslösende Situationen (Privatstreß und/oder Berufsstreß) vorliegen, die logischerweise die Persönlichkeitsstabilisierung und die damit verbundene Organgenesung (Regeneration) behindern.

In dem Behandlungsprogramm ist ein Trainingsteil enthalten, der mit Hilfe technischer und vor allem mental reproduzierbarer Biofeedbackverfahren das gesamte Vegetativum ökonomisiert. (Dieses sich seit 1982 entwickelnde Biomentale Training, eine innovative Modifizierung des Autogenen Trainings oder besser der gestuften Aktivhypnose (LANGEN 1978), ist mit realen Sinnesreizen und seiner Reflexe und einem reproduzierenden mentalen Training verwoben und speziell auf den Kopfbereich zugeschnitten).

Im Rahmen der Anwendungen der Verfahren findet u.a. eine für den Patienten spürbare (!) Nackenmuskulaturentspannung und damit eine passive Durchblutungsverbesserung des Kopfes statt. Auch eine aktive Durchblutungsverbesserung des Kopfes wird auf ähnliche Weise für den Patienten spürbar ("Hautkribbeln", Wärmegefühl, Nasenatmungs- und Tubenbelüftungsverbesserung) und sichtbar (Gesichtsrötung) erreicht.

Es hat sich gezeigt, daß plötzliche oder sich langsam stetig entwickelnde Verbesserungen der Organbeschwerden (Gehör-, Verständigungsverbesserungen, Reduktion des Tinnitus) in direktem Zusammenhang mit der zunehmenden vegetativen Stabilisierung stehen, die wiederum von der Lösung krankmachender Konflikte abhängt. Ein zusätzliches mentales Hörtraining soll die Verständigung und die Tinnitusreduktion fördern.

Durch rasches Eintreten von Verbesserungen (Erfolgserlebnisse) des Gehörs aber auch, was eher stattfindet, vegetativer Begleitbeschwerden (z. B. Schlafstörungen), wird die Motivation, sich an der Behandlung aktiv zu beteiligen, erhöht. Das führt einerseits zur Beseitigung der Angst vor der Krankheit oder den Beschwerden, die vorher als unvorhersehbar ("wie aus heiterem Himmel") und unbeeinflußbar erlebt wurden. Mit der Angst, die schon Bestandteil des "Persönlichkeitsstresses" geworden ist, wird auch letzterer reduziert.

6.3. Behandlungsablauf

6.3.1. Anamnese

Die Erhebung der biographischen Anamnese unter neurosenpsychologischen Gesichtspunkten zur Einleitung einer Psychotherapie ist eine unbedingte Voraussetzung für die Behandlung, denn die Motivation des Patienten, sich in die Behandlung einzulassen, hängt entscheidend davon ab, daß er den Zusammenhang zwischen Belastungssituationen (verschiedene Streßformen) und der Erkrankung begriffen hat. Die meisten Patienten haben vor der Behandlung die von mir verfaßte Broschüre "Viel um die Ohren, Hörsturz, Schwindel, Ohrensausen" gelesen und können sich mit der dort beschriebenen Persönlichkeit des Hörsturzpatienten identifizieren. Ein Großteil der Patienten beginnt das Gespräch mit der Bemerkung:" Als ich das Buch las, dachte ich, Sie hätten über mich geschrieben."

a) Organstatus

Bei allen Patienten, die wegen eines Hörsturzes oder einer artverwandten Erkrankung zu Anamneseerhebung erschienen, wurde durch HNO-Fachärzte die entsprechende Erkrankung diagnostiziert. Auch die Patienten der Untersuchungsgruppe brachten alle ihnen zur Verfügung stehenden HNO-ärztlichen Unterlagen mit, der Objektivität wegen ein aktuelles Audiogramm. Zur Kontrolle wurde eine Hörprüfung durchgeführt, die am letzten Behandlungstag wiederholt werden sollte. Da das Hörorgan erfahrungsgemäß mehr Zeit benötigt als zwei Wochen, um mit Hörverbesserungen aufzuwarten, wurden die Patienten angehalten, erst nach drei Monaten, im Rahmen einer Nachbehandlung, mit einem Kontrollaudiogramm zu erscheinen, das dort angefertigt wurde, wo auch die Hörprüfung vor der Behandlung durchgeführt wurde. Anstelle des Tonaudiogramms am letzten Behandlungstag wurden täglich Sprachaudiogramme durchgeführt, um Hörschwankungen festzustellen.

b) Psychoanalytische Anamneseerhebung

Im Rahmen der psychoanalytischen bzw. tiefenpsychologischen Anamneseerhebung wird nach einer psychodynamischen relevanten Auslösesituation gesucht. Es werden Selbstschilderung, relevante Punkte aus der Lebensgeschichte, psychischer Befund, Psychodynamik usw. erfaßt. Fast alle Patienten kommen nach konventionell erfolglosen Behandlung zu uns. Sie haben bereits nach alternativen Behandlungsmöglichkeiten gesucht und sich mit entsprechender Literatur beschäftigt. Daher bestätigt der überwiegende Teil der Patienten, daß er immer schon oder anfangs nicht, aber dann doch Zusammenhänge zwischen Belastungen bzw. Streß, Charaktereigenschaften und Hörsturzerkrankungen vermutet hatte, sie aber erst durch die Lektüre des Buches : Hans Greuel " Viel um die Ohren "- Hörsturz und Schwindel, Ohrensausen, bestätigt fand. Somit hat durch die ausweglose Situation des Patienten und der Lektüre des Buches eine tiefenpsychologische Selbsterfahrung stattgefunden, die in der Anamneseerhebung und für die spätere Behandlung von großem Nutzen ist.

c) Behandlungsnotwenigkeitsbescheinigung

Am Ende der Erhebung der biographischen Anamnese läßt sich feststellen, ob der Patient für die Behandlung motiviert ist und ob die Prognose günstig erscheint. (Als Ausnahmeregelung wurden im Rahmen des Forschungsvorhabens alle an der Behandlung interessierten Patienten mit den vorgegebenen Erkrankungen ungeachtet dieser Bedingungen zur Therapie angenommen. (Diesen 60 gesetzlich krankenversicherten Patienten wurde schon bei der Anmeldung auf die Frage nach den Behandlungskosten mitgeteilt, daß für sie keine Kosten entstehen werden, da diese Behandlungen durch Forschungsgelder finanziert werden.) Generell erhalten alle Patienten im Anschluß an die Anamneseerhebung eine Behandlungsnotwendigkeitsbescheinigung inklusive Kostenvoranschlag zur Vorlage bei ihrer Krankenversicherung.

Zum Zeitpunkt des Forschungsprojektes wurde die Behandlung meistens von der Privatversicherung getragen; jedoch nur in seltenen Fällen auch die gesamte Behandlung, die mit dem 2,3-fachen Gebührensatz berechnet wird. Von einigen Krankenkassen wurde mir bestätigt, daß sie die von mir durchgeführte Behandlung für erfolgreich erachten und auch das Absetzen der Medikamente befürworten. Durch die dadurch bedingten Kosteneinsparungen befürworten sie in zunehmendem Maße die Biomentale Therapie und empfehlen diese von Fall zu Fall auch ihren Mitgliedern.

Den Patienten wird aufgegeben, die Behandlungsnotwendigkeitsbescheinigung ihrer Krankenkasse einzureichen und gegebenenfalls telefonisch Termine zur Behandlung zu machen.

6.3.2. Der Behandlungstag

Telefonisch werden 10 Behandlungstermine festgelegt. Die Behandlungen finden entweder täglich statt, wobei der Patient vom Hotel aus oder von zu Hause ambulant zur Behandlung kommt und während dieser Zeit nicht arbeiten soll, oder er kommt nach seiner Arbeit zweimal pro Woche zur Behandlung. Eine Kombination aus beiden Angeboten ist möglich. An jedem Behandlungstag finden in einem Zeitraum vom 2-3 Stunden mehrere Behandlungen statt, die zu einem Teil aus zwei Mal einem direkten Arzt-Patienten Kontakt, der unter vier Augen stattfindet und zu einem anderen Teil aus unterstützenden, technischen Übungsverfahren bestehen. Die Erfahrungen, die der Patient mit den technischen Geraten macht, werden mental in die eigentliche Behandlung integriert.
Der Behandlungsablauf läßt sich wie folgt beschreiben:

a) Das tiefenpsychologische Gespräch
Hierbei wird das Thema, das in der psychoanalytischen Anamneseerhebung angesprochen wurde, weiter verfolgt. Auf der einen Seite geht es um ein weiteres Bewußtmachen der in der Persönlichkeit liegenden Risiken, daß nämlich die vorliegende Persönlichkeitsstruktur einen Persönlichkeitsstreß hervorruft und damit die Belastbarkeit reduziert. Ferner wird auch über die Ursachen der mangelnden Entlastungsfähigkeit gesprochen. Hierbei kommt sehr häufig das Thema "schlechtes Gewissen" zum Vorschein, das den Patienten immer dann belastet, wenn er sich Ruhe

gönnt. Desweiteren wird über Privat- und Berufstreß gesprochen und die dazu führenden Ursachen bewußt gemacht. Nicht den schicksalhaften Lebensereignissen gilt das Hauptinteresse, denn daran ist nichts zu ändern, sondern dem induzierten Streß, den sich der Patient selber macht.

b) Optisches Atembiofeedbackverfahren

Bei Biofeedbackverfahren werden Körperfunktionen oder deren Änderungen rückgemeldet und für die Wahrnehmung verfügbar gemacht, die normalerweise nicht wahrnehmbar sind. Es gibt eine Reihe von Untersuchungen, die gezeigt haben, daß die Rückmeldung von Funktionsveränderungen in sich bereits einen Effekt ausübt, so daß die Annahme gerechtfertigt sein kann, daß die Rückmeldung über den Erfolg bei der Bemühung in sich einen verstärkenden bzw. belohnenden Wert darstellt. (SCHONECKE 1979)

Im Rahmen der Biomentalen Therapie sind das Atembiofeedbackverfahren selbst, aber auch die Räumlichkeiten und Einrichtungen, in denen es stattfindet geeignet, die Aufmerksamkeit auf eigene Körpersensationen zu richten. Eine körperliche Selbsterfahrung findet statt. Ferner hat das Atembiofeedbackverfahren das Ziel, daß durch das zusätzliche Wahrnehmbarmachen der Atmung, Selbstregulierungsprozesse verstärkt werden, das sich in einer entspannten und gleichmäßigen Atmung äußert. Das wiederum führt zu einer "inneren Ruhe", wie es Patienten mit eigenen Worten nennen.

Biofeedbackverfahren eignen sich zur kontinuierlichen Überprüfung des Entspannungsgrades und zur Ausbildung progressiver körperlicher Desaktivierung (VAITL 1978).

c) Unterstützende Magnetfeldtherapie

Gleichzeitig ist ein Magnetfeldgerät angeschlossen, das die Stoffwechselvorgänge im Ohrbereich zu aktivieren versucht. Das soll die Vorstellung des verbesserten Stoffwechsels des Ohres während des Trainings unterstützen. Inwieweit das Magnetfeld als solches wirksam ist, ist strittig. Es gibt Kliniken, die ausschließlich Magnetfeldtherapie dieser Art anbieten.

d) Mentales Training und Kassettenaufnahme

Das mentale Training ist im Rahmen dieser Behandlung von seiner Durchführung ähnlich dem Autogenen Training oder besser der gestuften Aktivhypnose. Anders als beim Autogenen Training oder der gestuften Aktivhypnose wird hier nicht mit abstrakten Begriffen wie z.B. Schwere und Wärme gearbeitet, die man irgendwann einmal erlebt hat, sondern ganz konkret mit real erlebten Körpersensationen, die an verschiedenen Behandlungstagen stattfinden. Der Patient stellt sich also das vorher real Erlebte vor, während der Behandler diese Vorstellung unterstützt, indem er die vom Patienten erlebte Situation verbal umschreibt. Diese verbale Umschreibung wird während des mentalen Trainings auf eine Tonbandkassette aufgezeichnet, die dem Patienten mitgegeben wird. Der Behandler beobachtet während des Trainings beispielsweise die Entstehung der Gesichtsrötung und der Rötung der Ohrmuscheln, was als reduzierten Druck auf die Blutgefäße zu interpretieren ist. Diese Rötung, die als Wärme empfunden wird, tritt in den meisten Behandlungen auf. "Die bei der Hypnose und bei der Autosuggestion vermittelte Vorstellung von "Schwere" und "Wärme" setzt eine "neuroorganische Umschaltung" in Gang. Der Patient befindet sich in einem behaglichen Ruhezustand, in dem eine gesteigerte Suggestibilität gegenüber verbalen und haptischen Reizen besteht. Alle kontrollierbaren Körperfunktionen zeigen eine gelöste Mittelstellung. Die willkürliche Körpermuskulatur (hier: Der Nacken) ist entspannt (= Schweregefühl). Die oberflächlichen Hautgefäße (hier: Die Haut des Gesichts, des Nackens, der Ohrmuscheln, der gesamten Schleimhäute im

Nasen-Rachen-Mittelohrbereich) sind ebenfalls entspannt, erweitet und mehrdurchblutet (=Wärmegefühl). Von Seiten der Neurophysiologie ist die Suggestion als kortikal bedingter Reflex zu erklären, wobei die Autosuggestion engezogen werden kann. " (LOHMANN, R. 1979)
Das real Erlebte mental zu reproduzieren ist kein technisches, sondern ein mentales Biofeedbackverfahren. Eine starke Modifizierung der Übungen gegenüber dem Autogenen Training wurde allerdings erforderlich, weil sie sich dem Bedürfnis und den Reaktionen der Patienten, die ich seit 1981 auf diese Art und Weise behandelte, anpassen mußte. Die realen und mental zu reproduzierenden Reize und ihre Art der Vermittlung richten sich nach dem speziellen Bedürfnis der Hörsturzpatienten. Aus den sich real bildenden Reflexen (z. B. Nackenentspannung) sollen mental reproduzierbare werden, deren Zugriffsmöglichkeiten über das gesprochene Wort hinausgehen und auch visuelle Auslöser beinhalten sollen.

e) Kassettentraining

In einer weiteren Behandlungsphase hört der Patient noch einmal die eben besprochene Kassette, während er den Realreiz erlebt, um ihn mit der mentalen Vorstellung zu vergleichen. Auch zu Hause soll der Patient mehrmals täglich während und auch nach dem Behandlungsprogramm mit der Kassette arbeiten, um im Rahmen einer Konditionierung die gewünschten, bedingten Reflexe zu erreichen.

f) Ergänzende Sauerstoffinhalations-Therapie

Während dieses Trainings in der Praxis findet eine Sauerstoffinhalation ähnlich der "Professor von Ardenne-Therapie" statt. Das soll die Vorstellung der verbesserten Sauerstoffversorgung des Ohres während des Trainings unterstützen. Inwieweit der Sauerstoff als solcher wirksam ist, ist strittig. Es gibt Kliniken, die ausschließlich die Sauerstoff-Ardenne-Therapie dieser Art anbieten.

g) Akustisches Biofeedbackverfahren
Das Atembiofeedbackverfahren, das unter b) mit einem Rotlicht versehen war, ist es nun mit einem technischen Meeresrauschen ausgestattet. Das Atembiofeedbackverfahren wird zur Wirkungsverstärkung zweimal pro Behandlungstag angewandt.

6.3.3. Die weiteren Behandlungstage

Den ersten 5 Behandlungstagen ist ein Thema gewidmet, das sich mit einem Organ bzw. einem Organsystem befaßt, über dessen Training man die zu erwartende Wirkung erreichen soll. Nachdem am ersten Behandlungstag die Nackenmuskulaturentspannung trainiert wurde, handelt der zweite Behandlungstag von der Durchblutunsverbesserung des Kop fes und damit der Ohren. Der zunächst real wahrgenommene Wärmereiz während des Biofeedbackverfahrens wird im mentalen Training zu reproduzieren versucht, Der Effekt ist eine noch stärkere Wärmeentwicklung im Gesichts-, Nacken- und Ohrenbereich als durch die Nackenentspannung allein. Hinzu gesellen sich Reaktionen der Schleimhaut im Nasenrachenmittelohrbereich, wie Abschwellung und dadurch bedingte Nasenatmungs- und Tubenbelüftungsverbesserung. Der Patient bemerkt ein "freieres Atem" und "geöffnete Ohren". Dadurch werden die häufigen auch psychovegetativ bedingten Begleitbeschwerden wie vasomotorische Rhinitis und Tubenmittelohrkatarrh mitbehandelt.

6.3.4. Derzeitiger Stand

Einige Zeit, nachdem die zu untersuchenden Behandlungen abgeschlossen wurden, wurde der visuelle Teil der Behandlung vergrößert. Außer einem Papierbogen mit den Symbolen, die jedem realen Reiz und seiner mentalen Reproduktion zugeordnet werden, sehen die Patienten täglich einen anderen Videofilm, in dem die körperlichen Reaktionen, die mit Hilfe der Biofeedbackverfahren real erlebt wurden, und die mental reproduziert werden sollen, dargestellt werden. Dies nicht nur in Form der Symbole, sondern auch mit stehenden und bewegten Bildern, geschriebenen Worten und Musik. Die Ausweitung der Behandlung unter Zuhilfenahme der visuellen Möglichkeiten hat den Sinn, die Zugriffsmöglichkeiten zu den zu erlernenden, bedingten Reflexen zu vergrößern. Damit löst nicht nur der Gedanke daran die entsprechende körperliche Reaktion aus (Nackenentspannung, Kopfdurchblutung), sondern auch gehörte Worte (Tonbandkassette), gesehene Symbole (Papier, Blatt), gesehene Bilder und Farben (Videofilm), gehörte Musik (Videofilm). Durch die täglichen Wiederholungen des gesamten Programmes werden die gewünschten körperlichen Reaktionen eng gekoppelt mit taktilen, akustischen und visuellen Reizen, die, wann immer sie auftreten, als Schlüsselreize die entsprechende körperliche Reaktion aktivieren. Um diese gewünschten Reflexe als Therapieform weiter auszubauen, erscheint der Einsatz weiterer Zusatzverfahren als sinnvoll.

7. Kurzdarstellung des Forschungsprozesses

Die Besonderheit des durchgeführten Forschungsprojektes in meiner Praxis bestand in der doppelten Rolle der Begleitforschung. Einerseits übernahm das Institut für Sozialmedizinische Forschung BOSOFO eine unterstützende Rolle für die Realisierung der Erhebung. Zugleich hatte die Begleitforschung bewertende und kontrollierende Aufgaben im Rahmen des Gesamtprojektes. Damit erklärt sich die enge Kooperation, die zwischen dem Institut für Sozialmedizinische Forschung BOSOFO und mir über die gesamte Laufzeit des Projektes bestand.

Kooperationbereiche waren die Strukturierung und Konzipierung des Forschungsprojektes, die Entwicklung des Anamnese- und Katamnesebogens, sowie die mit der Befragung und Befragungsorganisation zusammenhängenden notwendigen Absprachen.

Beginn des Teilvorhabens war der 1. Oktober 1988. Die Zeitplanung dieses Teilvorhabens orientierte sich in bezug auf die Dauer an der Gesamtlaufzeit des Forschungsprojektes "Medizinische Rehabilitation psychischer Störungen von Hörbehinderten". Die mit den Verzögerungen im Lengericher und Bad Berleburger Teilvorhaben einhergehenden Verschiebungen des Abgabetermins für die wissenschaftliche Begleitung erlaubten eine in der Sache sinnvolle Verlängerung des Termins für die katamnestischen Befragungen, so daß dadurch ein größerer Rücklauf zustande kommen konnte.

Nach der Entwicklung des Instrumentes für die sozialanamnestische Erhebung durch die Begleitforschung und mir, begann die Erhebung am 13. März 1989. Die Behandlung der Patienten der Untersuchungsgruppe wurde am 11. Juni 1990 abgeschlossen. Im Mai 1991 sind die letzten Katamnesebögen in die Untersuchung aufgenommen worden.

Der Verlauf der Untersuchung ist wie folgt zu skizzieren. Bei der Vorstellung in meiner Praxis, in der eine Entscheidung über die Behandlung erfolgt, wurde mit der Erfassung anamnestischer Daten begonnen. In wenigen Fällen, in denen dieser Besuch lediglich der Vorklärung diente, war der Tag des Behandlungsbeginns der Anamnesetag. Die Anamnese wurde so in das therapeutisch wichtige Erstgespräch integriert. Die in der Regel unmittelbar daran anschließende Behandlung ist in der Behandlungsdokumentation festgehalten. Da jedoch die Behandlung eine Standardtherapie in meiner Praxis darstellt, ist auf eine aufwendige zusätzliche Erfassung der wenig unterscheidbaren Behandlungsdaten in Absprache mit der wissenschaftlichen Begleitung verzichtet worden.

Vier bis acht Monate nach der Behandlung ist der vom Institut für Sozialmedizinische Forschung BOSOFO zur Verfügung gestellte Katamnesebogen aus Gründen des Datenschutzes aus meiner Praxis mit Bitte um Übersendung an das Institut für Sozialmedizinische Forschung BOSOFO an die einzelnen Patienten versandt worden. Der unterschiedliche Zeitraum zwischen Behandlungsende und Katamneseversand resultiert aus dem Interesse, möglichst große Zeitdifferenzen zwischen Behandlung und Therapiebewertung durch die Patienten zu haben, um möglichst stabilisierte Effekte zu erfassen. Zu Ende der Untersuchung waren diese zeitlichen Spielräume nicht mehr vorhanden.
In der letzten Phase der Untersuchung ist noch eine Mahnaktion zur Verbesserung des Rücklauf der Katamnesen durchgeführt worden, die eine Steigerung des Rücklaufs um ca. 10% bewirkt hat.

8. Anamnestische Bewertung der Untersuchungsgruppe

Die Untersuchungsgruppe umfaßt 223 Patienten, von denen 214 auswertbare Fragebögen in die Auswertung eingingen. Die Befragung wurde im Rahmen der anamnestischen Untersuchung von mir in der Praxis durchgeführt. Zunächst soll nun die Untersuchungsgruppe anhand einiger wesentlicher Merkmale kurz vorgestellt werden, um einen Eindruck von ihrer Zusammensetzung zu vermitteln.

8.1. Demographische Beschreibung der Untersuchungsgruppe

Die demographische Beschreibung beschränkt sich auf eine Reihe der klassischen Variablen wie Geschlecht, Alter, Familienstand, Schulabschluß, Erwerbstätigkeit und Stellung im Beruf. Diese Variablen haben unter anderem den Vorteil, daß sie auch für das jährlich erschcinende statistische Jahrbuch der Bundesrepublik Deutschland erhoben werden und somit Vergleichsmöglichkeiten in bezug auf die Struktur der Gesamtbevölkerung der BRD zum Zeitpunkt der Befragung bieten. Durch die bisherige Finanzierungspraxis ergab sich, daß mein Patientenstamm nicht als durchschnittlich im Vergleich zur Gesamtbevölkerung angesehen werden kann und zwar u.a. durch den hohen Anteil von Privatpatienten. Um aber Aussagen machen zu können, deren Geltungsbereich über diese spezielle Gruppe hinausgeht, wurde der Anteil der Patienten, die Mitglied einer gesetzlichen Krankenversicherung sind, durch eine Sonderfinanzierung der Behandlung seitens des Auftraggebers erhöht. Inwieweit damit eine Angleichung an die Struktur der Gesamtbevölkerung erreicht werden konnte, wird ebenfalls anhand der genannten demographischen Variablen aufgezeigt. Dabei werden die Daten aus dem statistischen Jahrbuch

der Bundesrepublik Deutschland von 1989 zugrundegelegt.
Die Anzahlt der PKV- und GKV-Mitglieder addiert sich nicht zu 100% der Gesamtstichprobe, da nur für 136 Patienten diese Angaben vorliegen und für 78 Patienten nicht. Die Ergebnisse können jedoch in ihrer Tendenz als Hinweis interpretiert werden.

Trotz aller Bemühungen unterscheidet sich das Patientengut in einigen Merkmalen erheblich von der Gesamtbevölkerung. So kann zwar durch die zusätzliche Aufnahme der GKV-Patienten für die Merkmale Geschlecht, Familienstand, Erwerbstätigkeit, Schulabschluß und berufliche Stellung in einigen Ausprägungen eine Annäherung an die Angaben der Gesamtbevölkerung konstatiert werden, aber gleichzeitig wird auch sichtbar, daß sich die Gruppe der GKV-Patienten allein betrachtet ebenfalls von der Gesamtbevölkerung unterscheidet. Somit bilden die hier vertretenen GKV Versicherten eine eigene Gruppe, deren Struktur in einigen Merkmalen tendenziell näher bei der Gruppe der privatversicherten Patienten liegt. Dementsprechend deutlich fallen die Unterschiede im Vergleich von Gesamtbevölkerung und Untersuchungsgruppe aus; lediglich der Anteil von Männern und Frauen weist keine Diskrepanz auf.

Fast dreiviertel der Untersuchungsteilnehmer sind verheiratet, während dies nur für knapp die Hälfte der Gesamtbevölkerung gilt. Betrachtet man im Gegensatz dazu die jeweils für Ledige ausgewiesenen Anteile, so zeigt sich, daß der Anteil der Untersuchungsgruppe um 50% unter der Gesamtbevölkerung liegt. Ein ähnliches Verhältnis zwischen Untersuchungsgruppe und Gesamtbevölkerung tritt bei den Anteilen der Geschiedenen auf. Lediglich die Verwitweten verteilen sich in beiden Fällen gleich.

	GKV Versicherte	PKV Versicherte	ST.PROBE gesamt	BRD
Anzahl	86	50	214	61077 (in 1.000)
Geschlecht				
männlich	48,8%	62,0%	51,4%	48,0%
weiblich	51,2%	38,0%	48,6%	52,0%
Alter				
10 - u. 20 Jahre	2,4%	0%	1,4%	*
20 - u. 30 Jahre	7,3%	0%	3,8%	
30 - u. 40 Jahre	25,6%	12,2%	18,7%	
40 - u. 50 Jahre	25,6%	51,0%	35,9%	
50 - u. 60 Jahre	24,4%	22,4%	24,4%	
60 - u. 70 Jahre	11,0%	10,2%	12,9%	
70 - u. 80 Jahre	2,4%	4,1%	2,4%	
80 Jahre u. älter	1.2%	0%	0,5%	
Familienstand				
ledig	20,9%	18,0%	19,6%	38,5%
verheiratet	69,8%	78,0%	72,4%	48,8%
geschieden	4,7%	4,0%	4,7%	8,9%
verwitwet	4,7%	0%	3,3%	3,9%
Schulabschluß				
ohne Abschluß	1,2%	0%	0,5%	4,4%
Hauptschule	27,1%	12,0%	21,8%	54,7%
Mittlere Reife	25,9%	18,0%	23,7%	15,6%
Fachhochschulreife	18,8%	12,0%	16,1%	11,1% **
Abitur	24,7%	58,0%	36,5%	
sonstiges	2,4%	0%	1,4%	0%
Erwerbstätigkeit	69,8%	80,0%	69,2%	44,8%
berufl. Stellung				
Arbeiter	0%	0%	0%	38,1%
Angestellte/r	82,5%	28,2%	56,7%	42,1%
Beamte/r	1,7%	43,6%	20,0%	8,7%
Selbständige/r	15,5%	28,2%	23,3%	8,9%

* Da die Bildung der Altersklassen im Statistischen Jahrbuch anders vorgenommen wurde, gibt es für diese Variable keine Vergleichszahlen.

** Das Statistische Jahrbuch weist die Zahlen für Fachhochschule und Abitur nur gemeinsam aus.

Abb. 6: Tabellarische Übersicht der demographischen Merkmale

Besonders auffällig sind auch die Unterschiede in den Schulabschlüssen. Über 50% der Gesamtbevölkerung besitzt einen Volks-/Hauptschulabschluß und nur 11,1% haben Fachhochschulreife oder Abitur. In der Untersuchungsgruppe sind diese hingegen über 50% und nur gut 20% haben einen Volks-/Hauptschulabschluß. Hier sind also die höheren Bil-

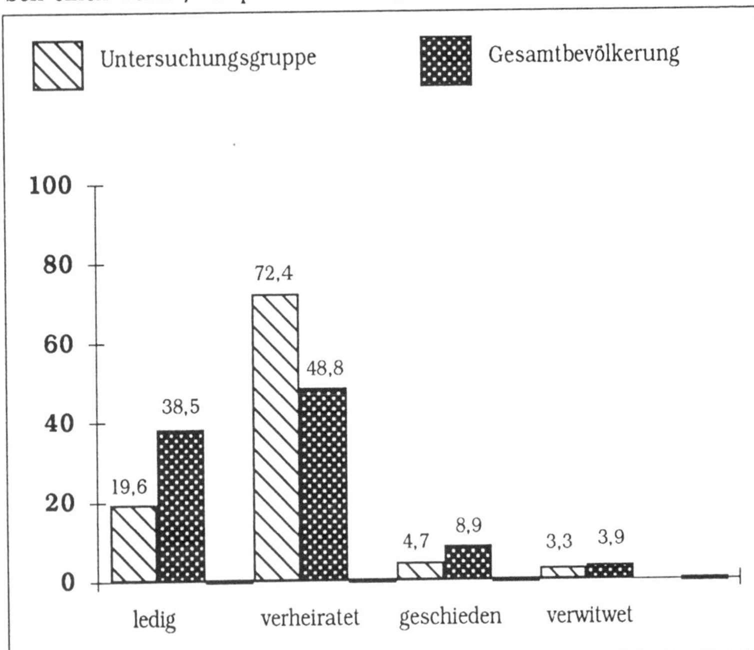

Abb. 7: Familienstand: Vergleich der Untersuchungsgruppe zur Gesamtbevölkerung

dungsabschlüsse wesentlich häufiger vertreten, als es ihrem Anteil innerhalb der Gesamtbevölkerung entspricht. Gleiches gilt für den Anteil der Erwerbstätigen, der mit 69,2% gegenüber 44,8% erheblich über dem der Gesamtbevölkerung liegt.

Dieser Trend setzt sich bei der Betrachtung der beruflichen Stellung der Patienten fort, wie die folgende Grafik verdeutlicht:

Hier fällt nicht nur auf, daß die Anteile der Beamten und Selbständigen innerhalb der Untersuchungsgruppe mehr als das Doppelte der Gesamtbevölkerung betragen, sondern vor allem, daß dort überhaupt keine Arbeiter vertreten sind.

"Insgesamt ist die Untersuchungsgruppe trotz der zusätzlichen Aufnahme von GKV-Patienten also nicht repräsentativ für die Gesamtbevölkerung. Sie ist stattdessen gekennzeichnet durch einen überproportionalen

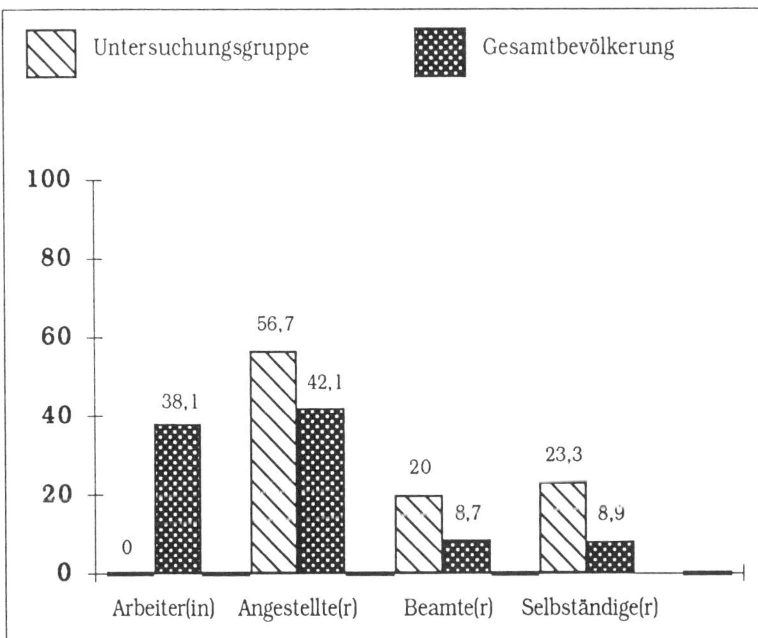

Abb. 8: Berufliche Stellung. Vergleich der Untersuchungsgruppe zur Gesamtbevölkerung

Anteil an Verheirateten mit hohen Bildungsabschlüssen, die zum überwiegenden Teil erwerbstätig sind und in ihrem Beruf eine höhere Position bekleiden oder selbstständig sind" (BOSOFO 1991).

8.2. Beschreibung der Krankheitsgeschichten

Im folgenden soll anhand einiger zentraler Merkmale der Krankheitsverlauf bis zu Beginn der Anamnese in meiner Praxis geschildert werden. Betrachtet man die Antworten der Patienten auf die Frage, wann sie zum ersten Mal einen Hörsturz hatten, so stellt man fest, daß es sich keineswegs

Krankheitsdauer	Patienten	Anteil
weniger als 1 Jahr	32	15,1%
1 Jahr	54	25,5%
2 Jahre	31	14,6%
3 Jahre	14	6,6%
4 Jahre	15	7,1%
5 bis unter 10 Jahre	32	15,1%
10 bis unter 20 Jahre	21	9,9%
20 bis unter 30 Jahre	8	3,8%
30 bis unter 40 Jahre	4	1,9%
40 bis unter 50 Jahre	1	0,5%
Summe	212	100%

Abb. 9: Krankheitsgeschichte in Jahresklassen

um eine kurzzeitige Erkrankung, sondern teilweise um eine jahrzehntelange, anhaltende Beeinträchtigung handelt.

Insgesamt liegt der Zeitpunkt der ersten Hörstörung für mehr als die Hälfte der Befragten nicht länger als zwei Jahre zurück.

Nur 15,1% der Patienten erlitten die erste Hörstörung vor weniger als einem Jahr, bei genausovielen liegt dieser Zeitpunkt aber schon 5 bis 10 Jahre zurück und bei 16,1% sogar noch länger. Es zeigt sich, daß es sich bei einer Hörstörung keineswegs um eine einmalige, kurzzeitige Erkrankung handelt, sondern meist um eine teilweise lebenslange, chronische Beeinträchtigung.

Betrachtet man die Verteilung über das Alter der Patienten beim Auftreten der ersten Hörstörung, so bestätigt sich diese Vermutung.

Es ist festzustellen, daß die Krankheit am häufigsten im Alter zwischen 40

Alter	**Patienten**	**Anteil**
0 bis unter 10 Jahre	1	0,5%
10 bis unter 20 Jahre	9	4,3%
20 bis unter 30 Jahre	20	9,7%
30 bis unter 40 Jahre	46	22,2%
40 bis unter 50 Jahre	76	36,7%
50 bis unter 60 Jahre	136	17,4%
60 bis unter 70 Jahre	17	8,2%
70 bis unter 80 Jahre	2	1,0%
Summe	207	100%

Abb. 10: Alter bei Krankheitsbeginn (in Klassen)

und 50 Jahren erstmals auftritt. Dies gilt für mehr als ein Drittel der Betroffenen. Nimmt man die am zweithäufigsten besetzte Klasse mit 22,2% noch hinzu, so läßt sich sagen, daß 58,9% aller Befragten bei Eintritt der ersten Hörstörung zwischen 30 und 50 Jahren alt waren. Ein Altersbereich, der am ehesten durch berufliches Engagement im Hinblick auf Karriere, sowie Ehe und Familienplanung und somit der Festigung der eigenen Stellung innerhalb der Gesellschaft geprägt ist. Zum Ende des Arbeitslebens, zwischen 50 und 60 Jahren tritt eine Hörstörung zum erstenmal mit 17,4% schon deutlich seltener auf und bei Patienten die älter als 60 Jahre sind, sind es weniger als 10%. In bezug auf die Gruppe der über 60 jährigen ist der Faktor der altersbedingten Schwerhörigkeit von höherer Relevanz als bei jüngeren Befragten.

Daß es sich häufig nicht um eine einmalige Erkrankung handelt, zeigt auch die Häufigkeit des Auftretens der verschiedenen Arten von Hörstörungen innerhalb der Untersuchungsgruppe.

Erkrankungszahl	**Hörsturz**		**Tinnitus**		**M.Menière**	
	Patienten	Anteil	Patienten	Anteil	Patienten	Anteil
1	76	60,8%	130	82,3%	20	71,4%
2	30	24,0%	25	15,8%	4	14,3%
3	14	11,2%	1	0.6%	2	7,1%
mehr als 3	5	4,0%	2	1,3%	2	7,2%
Summe	125	100%	158	100%	28	100%

Abb. 11: Häufigkeit des Auftretens der Hörstörungen

Die Tabelle basiert auf den Angaben der Befragten über Art und Anzahl ihrer Hörstörungen. Die Gesamtzahl von 311 Nennungen ergibt sich aus der Tatsache, daß ein Teil der Patienten mehrere Arten von Hörstörungen angab. Der Schwerpunkt der Krankheitsbilder liegt mit 158 Nennungen bei Tinnitus, gefolgt von 125 Nennungen bei Hörsturz, während Morbus Menière mit 28 Nennungen viel seltener auftritt. Die Wahrscheinlichkeit für das Auftreten eines zweiten oder weiteren Hörsturzes liegt damit bei annähernd 40%, für das wiederholte Auftreten von Tinnitus bei knapp unter 20% und für mehr als einen Morbus Menière bei fast 30%.

Hier sind noch nicht jene Fälle getrennt ausgewiesen, in denen Patienten angeben, mehrfach von verschiedenen Arten von Hörstörungen betroffen gewesen zu sein, d.h. der einzelne Patient kann durchaus noch öfter erkrankt gewesen sein, als dies in der Tabelle aufgeführt wird.

Weiter interessiert, wieviele konventionelle Behandlungen bei den Patienten in bezug auf ihre aktuelle Hörstörung vor Beginn der Behandlung bei mir bereits durchgeführt wurden.

Art der Behandlung	**aktueller Hörsturz**	**aktueller Tinnitus**	**aktueller M.Menière**
1. Arzt	125	158	30
2. Arzt	24	64	11
	---	---	---
ambulant gesamt	149	222	41
stationär	88	68	18
	---	---	---
Summe	237	290	59

Abb. 12: Anzahl ambulanter und stationärer Behandlungen

Hier fällt nur auf, daß der Anteil der Patienten, die nach der Behandlung durch den ersten Arzt, der auch die jeweilige Diagnose gestellt hat, sich noch bei einem weiteren Arzt in ambulante Behandlung begeben haben, jeweils weniger als ein Drittel beträgt und damit recht niedrig ausfällt, während dies bei Tinnitus auch für die Patienten mit stationärer Behandlung

gilt, ändert sich das Bild bei der Betrachtung von Hörsturz und Morbus Menière. Über die Hälfte aller Patienten mit diesen Diagnosen waren in stationärer Behandlung.
Aufgrund der sehr geringen Antwortzahlen lassen sich über die Dauer der jeweiligen Behandlung nur tendenzielle Richtwerte angeben. Offensichtlich war dieses Merkmal für die Patienten zu wenig von Bedeutung um sich über einen längeren Zeitraum daran zu erinnern. Allgemein läßt sich sagen, daß sowohl die Behandlung beim ersten als auch die beim zweiten Arzt im Durchschnitt ein bis zwei Wochen dauert und nur in seltenen Fällen 4 Wochen überschritt, wobei es in Extremfällen allerdings auch zu Behandlungszeiträumen von 30 oder 50 Wochen kam.

Die Aufenthaltsdauer im Krankenhaus liegt für alle drei Hörstörungen zu mindestens 75% unter 14 Tagen; sie erreicht aber auch Spitzenwerte von 30 bis 43 Behandlungstagen.

Die folgende Darstellung beschränkt sich auf den Behandlungserfolg der stationären Behandlung bei der aktuellen Hörstörung, da ein Kranken-

Anzahl stationärer Behandlungen	Verschlechterung	nicht verbessert	verbessert	geheilt	sonstiges
Hörsturz	2	60	25	0	1
88	2,3%	68,2%	28,4%	0%	1,1%
Tinnitus	0	63	5	0	0
68	0%	92,6%	7,3%	0%	0%
M.Menière	1	14	3	0	0
18	5,6%	77,8%	16,7%	0%	0%

Abb. 13: Behandlungserfolg der stationären Behandlung bei der aktuellen Hörstörung

hausaufenthalt meist als letzte Alternative gewählt wird, wenn eine ambulante Behandlung sich bereits als erfolglos erwiesen hat. Es ist auf den ersten Blick zu erkennen, daß die stationäre Behandlung für die überwiegende Mehrheit der betroffenen Patienten als erfolglos bezeichnet werden muß. Kein einziger der Befragten betrachtete sich nach Abschluß der Behandlung als geheilt, einige wenige berichten sogar von einer Verschlechterung ihres Zustandes. Es ist jedoch nicht zu entscheiden, ob dies tatsächlich auf die Behandlung oder eher auf eine Verschlechterung des Allgemeinzustandes auch in bezug auf die psychische Befindlichkeit zurückzuführen ist. Bei Anteilswerten zwischen 68,2% und 92,6% in der Kategorie "nicht verbessert" ist die Bewertung der stationären Behandlung durch die Aussagen der Patienten eindeutig negativ ausgefallen. Damit dürfte der Erfolg der konventionellen Behandlungen bei dem vorliegenden Patientengut deutlich in Frage gestellt worden sein.

Vorbedingung der Behandlung in meiner Praxis ist eine HNO-ärztliche Diagnose der entsprechenden Hörstörung. Die folgende Tabelle gibt einen Überblick über Art und Kombinationen der aufgetretenen und zu behandelnden Formen von Hörstörungen.

Dabei zeigt sich, daß Tinnitus, Hörsturz und deren Kombination am weitaus häufigsten diagnostiziert wurden.

Diagnosen	Patienten	Anteil
Hörsturz	46	23,0%
Morbus Menière	14	7,0%
Tinnitus	70	35,0%
Hörsturz u. Tinnitus	53	26,5%
Hörsturz u. M. Menière	1	0,5%
Tinnitus u. M. Menière	9	4,5%
Hörsturz, M. Menière und Tinnitus	2	1,0%
Hörminderung und Tinnitus	3	1,5%
Hörminderung, Tinnitus und M.Menière	2	1,0%
Summe	200	100%

Abb. 14: Aufstellung der Diagnosen

8.3. Erklärung der Hörstörung durch die Patienten

Während des Anamnesegespräches wurden die Patienten von mir nach der von ihnen vermuteten Ursachen der jeweiligen Hörstörung (Hörsturz, Tinnitus, Morbus Menière) befragt. Die Äußerungen wurden alphanumerisch, d.h. nicht standardisiert, sondern als Protokoll der Patientenäußerung erhoben und zur weiteren Auswertung wie folgt zusammengefaßt. Dabei ergaben sich in bezug zur jeweiligen Hörstörung folgende Kategorien:

KATEGORIE 1 "STRESS"

Die hier enthaltenen Angaben umfassen sowohl die direkten Angaben Streß, Streßreaktion und Streßfolge als auch artverwandte Begriffe, wie Überlastung, Überforderung, Hektik und Aufregung.

KATEGORIE 2 "ORGANISCHE URSACHEN/ÄUSSERE EINFLÜSSE":
Hier sind Aussagen zusammengefaßt, die die Krankheitsursachen als Folge solcher unterschiedlichen Erkrankungen wie Kreislaufstörungen, Erkältung, Lungenentzündung, Unterleibs-Operation, Kieferhöhlenerkrankung, Diabetes oder auch als direkte Folge einer Ohr-Operation betrachten. Andere dagegen nehmen eher äußere Ursachen wie tauchen, fliegen oder 'einen Fussel im Ohr' als Ursache an.

KATEGORIE 3 "OHNE ERKLÄRUNG"
Diese Patienten konnten keine Ursache ihrer Hörstörung nennen.
Hier ist zu beachten, daß es sich prinzipiell um Mehrfachnennungen handeln kann, da ein Patient eine Kombination der verschiedenen Formen von Hörstörungen aufweisen kann. Dementsprechend sind auch Angaben zu mehreren Ursachen der Hörstörungen von ein und demselben Patienten möglich. Somit ist die Bezugsgröße hier nicht mehr die Anzahl aller Fälle in der Untersuchungsgruppe (n=214), sondern die Anzahl aller Nennungen aus den drei Variablen - Nennungen zum Grund jeweils für Hörsturz, Tinnitus und Morbus Menière - (n = 304).
Die überwältigende Mehrheit aller Angaben entfiel jeweils auf Kategorie 3 'ohne Erklärung' (HS: 82.1%; TI: 72.8%; MM: 90%). Kategorie 2 ist ohne weitere inhaltliche Relevanz. Da sich Streß als Merkmalsausprägung in bezug auf die Erklärung der jeweiligen Hörstörung durch die Patienten isolieren ließ, kann im weiteren davon ausgegangen werden, daß diesem Phä-

Erklärung des durch	**Hörsturz**		**Tinnitus**		**M.Menière**	
	Patienten	Anteil	Patienten	Anteil	Patienten	Anteil
Streß	16	13,0%	16	10,6%	3	10,0%
organische Ursache u. äußere Einflüsse	6	4,9%	25	16,6%	0	0%
ohne Erklärung	101	82,1%	110	72,8%	27	90,0%
Summe	123	100,0%	151	100,0%	30	100,0%

Abb. 15: Erklärung der Hörstörung durch die Patienten

nomen im Selbstverständnis der Patienten eine Relevanz in der Selbsterklärung der Ursache einer Hörstörung zukommt. Dies muß als Hinweis auf eine Bedeutung von Streß als Krankheitsursache betrachtet und ernstgenommen werden.

8.4. Besondere Persönlichkeitsmerkmale

Die Begleitforschung durch das Institut für Sozialmedizinische Forschung (BOSOFO) überprüfte im weiteren, ob der subjektive Eindruck der Patienten, unter Streß zu leiden, sich in den Antworten auf die Fragen zur Krankheit sowie anderen Lebensbereichen und Persönlichkeitsmerkmalen wiederfinden läßt (BOSOFO 1991).

Eine zentrale Bedeutung scheint vor allem der Frage zuzukommen, die sich darauf bezieht, ob es aktuelle Lebensbereiche oder Situationen gibt, in denen sich der Patient besonders belastet fühlt. Aus den alphanumerischen Nennungen (s.o.) konnten, orientiert am Untersuchungsinteresse, folgende Kategorien abgeleitet werden:

KATEGORIE I: "BELASTUNGEN IM BERUF"
Beruf allgemein, ständige berufliche Belastungen, Arbeitsaufwand, Termindruck, Engagement im Beruf, berufliche Anspannung, berufliche Unterforderung, arbeiten am Bildschirm, Dienstreisen, Konflikte mit Angestellten, keine Zukunft am Arbeitsplatz

KATEGORIE II: "BELASTUNGEN IN FAMILIE UND PARTNERSCHAFT"
Unstimmigkeiten/familiäre Probleme allgemein - ohne nähere Differenzierung, angespannte Beziehung, Beziehung zu verheiratetem Mann, Streit mit pedantischem Ehemann, Kinderlosigkeit, Probleme mit den Kindern, Erkrankungen in der Familie, Probleme mit den Eltern

KATEGORIE III: "BELASTUNGEN DURCH PERFEKTIONISMUS"
setzt sich selbst unter Druck, neigt zur Selbstüberforderung, alles muß genau und exakt sein, gewissenhaft, übergründlich, alles mehr als nur 100% machen, Ehrgeiz, immer gut sein müssen, Perfektionismus, Streit allgemein, Schwierigkeiten sich mit anderen Menschen auseinanderzusetzen

KATEGORIE IV: "BELASTUNGEN DURCH ANGEPASSTHEIT"
läßt sich unter Druck setzen, schluckt Ärger herunter, kann nicht 'nein' sagen, wenn sie mit allem belastet wird - Anlaufstation für Sorgen anderer, man erwartet zuviel von ihr, muß Wut unterdrücken, ist immer für alle da, Durchsetzungsprobleme, gibt immer nach, pflichtbewußt, kann allgemein schlecht Entscheidungen treffen

KATEGORIE V: "SONSTIGE BELASTUNGEN"
reisen, allein sein, organisieren ist schwierig, empfindet Belastungen selbst

nicht, räumliche Einengung, Ungerechtigkeiten, Einengung der Freiheit, Untätigkeit nach Pensionierung, übertriebener Gerechtigkeitssinn, kontaktscheu, schlechtes Hören, krank allgemein, Hörschaden, Herzleiden.

Die Begleitforschung kommt zu dem Ergebnis, daß die Kategorien I und II spezifische eindeutig zuordnenbare Problembereiche Beruf und Familie/Partnerschaft beinhalten.

In Kategorie V sammelt sich eine Vielzahl unterschiedlichster Aussagen, wobei sich für eine Untergruppenbildung keine inhaltlich sinnvoll begründbaren Items ausmachen lassen.

Die in der Kategorie III und IV zusammengefaßten Aussagen geben eher Hinweise auf allgemeine Grunddispositionen von Personen, beziehen

Belastungskategorie	**I**	**II**	**III**	**IV**	**V**
nicht zutreffend	136	162	108	158	152
zutreffend	125	30	84	34	40
keine Angabe	24	22	22	22	22
Summe	214	214	214	214	214

I: Belastungen im Beruf
II: Belastungen in Familie und Partnerschaft
III: Belastungen durch Perfektionsimus
IV: Belastungen durch Angepaßtheit
V: Sonstige Belastungen

Abb. 16: Übersicht aller Belastungsbereiche

sich also auf generalisierte Persönlichkeitsmerkmale, die in allen Situationen latent vorhanden sind und unabhängig von spezifischen Problemfeldern wirksam werden können, wie sie auch in der Streßforschung artikuliert sind" (BOSOFO 1991).

Auf der Grundlage dieser Untersuchungsergebnisse wird deutlich, daß die meiner Therapie zugrundeliegende Konzeption der Bearbeitung von Persönlichkeitsstreß und anderen Stressoren in der Untersuchungsgruppe auf eine Mehrheit der Patienten trifft, die sowohl subjektiv wie objektiv über für das Auftreten von Streß verantwortliche Persönlichkeitsmerkmale wie Verhaltensweisen verfügt.

9. Katamnestische Bewertung der Therapie

Die Erhebung der katamnestischen Daten durch einen - von der Begleitforschung entwickelten und ausgewerteten - standardisierten Fragebogen erfolgt mittels einer schriftlichen Befragung derjenigen Patienten, die bereits im Rahmen der Anamnese befragt worden waren. Von den 223 Fragebögen kamen 157 ausgefüllt zurück, was eine sehr gute Rücklaufquote von 70% ergibt. Der Vergleich der Datenschätze aus Anamnese und Katamnese anhand einiger ausgewählter demographischer Variablen erbrachte keinerlei signifikante Unterschiede, so daß davon ausgegangen werden kann, daß die Gruppen strukturgleich sind und es sich bei den Ausfällen nicht um systematische Verzerrungen handelt.

Im Folgenden werden die Ergebnisse der Begleitforschung in bezug auf die Effekte der Therapie vorgestellt. Dabei handelt es sich ausschließlich um die Beurteilung der organischen und psychischen Auswirkungen wie von Veränderungen aus der subjektiven Sicht der Patienten. Als entscheidendes Kriterium wird nicht eine objektive Einschätzung des Hörvermögens z.B. durch ein Audiogramm, sondern das subjektive Empfinden des Be-

Urteil	Patienten	Anteil
ja, zufrieden	53	33,8%
eher zufrieden	42	26,8%
eher nicht zufrieden	30	19,1%
nein, unzufrieden	32	20,4%
Summe	157	100,0%

Abb. 17: Patientenurteile zum Behandlungsergebnis

troffenen erachtet.

Eine erste allgemeine Einschätzung der Bewertung der subjektiven Effekte der Therapie ergab sich aus den Antworten auf die Frage: "Sind Sie mit dem Behandlungsergebnis zufrieden?". Sie verteilen sich folgendermaßen:

Faßt man die beiden Kategorien mit positiver Tendenz und die beiden Kategorien mit negativer Tendenz zusammen und stellt sie gegenüber, so ergibt sich ein Verhältnis von 60 zu 40 zu Gunsten der positiven Aussagen. Die Gruppe der mit ´ja´ antwortenden Patienten ist auch für sich allein betrachtet mit 33,8% am stärksten besetzt. Nur knapp ein Fünftel der Patienten sind mit dem Behandlungsergebnis gar nicht zufrieden, während

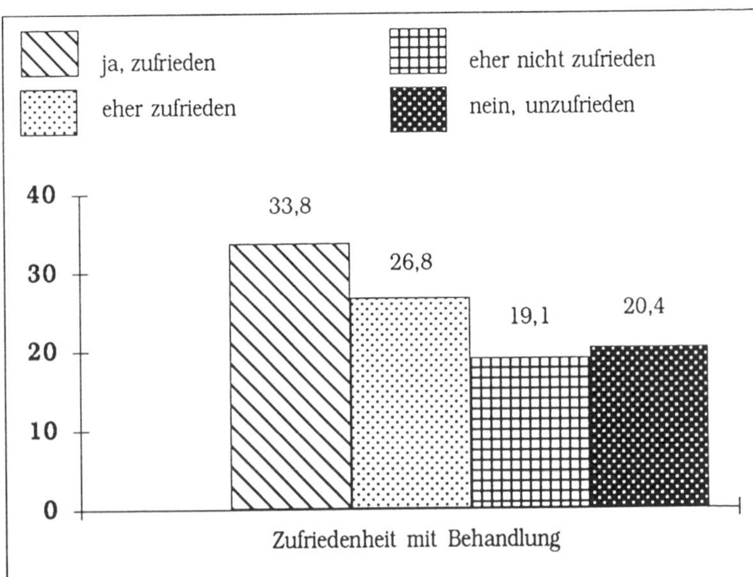

Abb. 18: Graphik zur Beurteilung des Behandlungsergebnisses

45,9% mit der Behandlung sowohl positive als auch negative Aspekte in Verbindung bringen, ohne sich definitiv festlegen zu wollen oder zu können.

Die differenzierte Betrachtung der während und nach der Behandlung in meiner Praxis eingetretenen Veränderungen in bezug auf Tinnitus, Morbus Menière, Hörvermögen und psychisches Befinden zeigt die überaus positive Einschätzung sehr deutlich. Die subjektive Bewertung der organischen und psychischen Effekte der Therapie liegt zwischen 76,6% und 93,3% in der Kategorie Verbesserung, wobei der Anteil der Verbesserung, die bereits während der Behandlung eingetreten sind für alle Merkmale etwas höher liegt als der Anteil der Verbesserungen, die erst nach Abschluß der Behandlung wirksam wurden. "Die Veränderungen der verschiede-

	Verbesserung	**Verschlechterung**
Veränderung des Tinnitus		
- während der Behandlung	88,4%	11,6%
- nach der Behandlung	86,0%	14,0%
Veränderung des M. Menière		
- während der Behandlung	91,7%	8,3%
- nach der Behandlung	89,5%	10,5%
Veränderung des Hörvermögens		
- während der Behandlung	93,3%	6,7%
- nach der Behandlung	76,6%	23,3%
Veränderung des psychischen Befindens		
- während der Behandlung	95,4%	4,6%
- nach der Behandlung	84,3%	15,7%

Abb. 19: Beurteilung von Effekten der Behandlung

nen organischen und psychischen Dispositionen während und kurz nach der Behandlung werden offensichtlich überwiegend positiv beurteilt." (BOSOFO 1991)

Ein wesentlicher Teil der Behandlung, die der Patient auch später zu Hause fortführen kann und sollte, ist das Kassettentraining. Von den 157 Personen, die an der katamnestischen Befragung teilgenommen haben, wurde das bei der Behandlung bei mir erlernte Kassettentraining nur von 3 Personen (1,9%) direkt nach der Behandlung nicht eingesetzt. Dies überrascht vor allem im Zusammenhang mit der obigen Beurteilung des Behandlungsergebnisses, wo immerhin 32 Befragte angaben, gar nicht mit dem Ergebnis zufrieden zu sein. Bei einer solchen Antwort läge die Vermutung nahe, daß diese Personen auch im Anschluß an die Behandlung keinen Gebrauch mehr von der erlernten Therapie machen; doch dies ist ganz offensichtlich nicht der Fall. Die entsprechende Kreuztabelle zeigt sogar, daß von den 32 völlig Unzufriedenen alle mit den erlernten Übungen fortfahren, wobei hier allerdings keine Gründe für ein solches Verhalten angegeben werden können.

Fast alle Patienten (97,3%) haben direkt nach Abschluß der Behandlung mit der Durchführung des Kassettentrainings begonnen bzw. dieses fortgesetzt, wobei es von der überwiegenden Mehrheit (74,4%) täglich angewendet wird, aber von einem kleineren Teil der Patienten auch nach Bedarf (14,1%). Die Anwendungsdauer schwankt im Extremfall zwischen drei Minuten und einer Stunde, aber die weitaus meisten Patienten nehmen sich zwischen 10 und 20 Minuten dafür Zeit (83,2%).

Ob und wie sich der Einsatz des Trainings im Lauf der Zeit verändert hat, zeigt der Vergleich der Durchführung des Trainings direkt nach Behand-

Greuel - Kassetten als Selbstbehandlung **Kassettentraining nach Behandlung**		**ja**	**nein**	**Reihensumme absolut Prozent**
ja	Anzahl Prozent der Reihe Prozent der Spalte Prozent insgesamt	143 96,6% 100,0% 95,3%	5 3,4% 71,4% 3,3%	148 98,7%
nein	Anzahl Prozent der Reihe Prozent der Spalte Prozent insgesamt		2 100,0% 28,6% 1,3%	2 1,3%
Spaltensummen absolut Prozent		143 95,3%	7 4,7%	150 100,0%

Abb. 20: Zusammenhänge verschiedener Formen des Kassetteneinsatzes

lung mit der Frage, ob das Training später, bei erneut auftretenden Hörstörungen als Mittel der Selbstbehandlung eingesetzt wurde. Die entsprechende Kreuztabelle weist zunächst mit einer Signifikanz von .0000 und C = .46512 einen recht deutlichen Zusammenhang aus.

Es zeigt sich, daß von den Patienten, die das Training direkt nach der Behandlung weiterführten, es nur von 3,4% später nicht zum Zweck der Selbstbehandlung eingesetzt wurde. Damit liegt hier der gleiche Schluß nahe wie im Zusammenhang mit dem Einsatz des Kassettentrainings direkt nach Abschluß der Behandlung, daß nämlich das Training auch von solchen Patienten zur Selbstbehandlung genutzt wird, die mit dem Ergebnis der ursprunglichen Behandlung in meiner Praxis tendenziell unzufrieden oder gar nicht zufrieden waren.

Eine mögliche Begründung für das auf den ersten Blick widersprüchliche Verhalten könnte in einer unterschiedlichen Beurteilung der Gesamttherapie und des Kassettentrainings zu suchen sein. Es stellt sich also die Frage:

Wie verhält sich das Urteil über die Behandlung zu der Beurteilung der Effekte der aktuellen Durchführung des Kassettentrainings?

Sollte die Vermutung über die unterschiedliche Beurteilung zutreffen, so müßten sich diejenigen Personen, die die Behandlung negativ beurteilen in bezug auf die Beurteilung der Kassette in den Positiven Kategorien wiederfinden. "Das Ergebnis der Kreuztabelle zeigt jedoch eine Übereinstimmung von über 80% für alle vier Kategorien (ja/eher zufrieden/eher nicht zufrieden/nein) zwischen der Beurteilung der Behandlung und der des Kassettentrainings. Betrachtet man nur diejenigen, die auf die Frage nach der Zufriedenheit mit dem Behandlungsergebnis mit nein geantwortet haben, so zeigt sich, daß 80,8% von ihnen auch bei der Frage nach der Zu-

Zwischenzeitige Hörstörung	**Patienten**	**Anteil**
eine Hörstörung	20	13,2%
zwei Hörstörungen	3	2,0%
dauernd Hörstörungen	92	60,9%
keine Hörstörung	36	23,8%
Summe	151	100,0%

Abb. 21: Auftreten zwischenzeitlicher Hörstörungen

friedenheit mit dem Kassettentraining mit nein geantwortet haben und außerdem, daß niemand sonst in der Kategorie nein vertreten ist. Das Kassettentraining ist also nur von Personen negativ beurteilt worden, die auch die Behandlung negativ beurteilt haben, und trotzdem werden die Übungen von ihnen weiterhin durchgeführt. Bei einer Signifikanz von .0000 und C = .80629 kann das Ergebnis jedoch keinesfalls dem Zufall zugeschrieben werden." (BOSOFO 1991)

Eine Erklärung dafür liegt allerdings auch nicht vor. Möglicherweise verschaffen die Übungen den Betroffenen aber doch Erleichterung im Hinblick auf Bereiche die nur indirekt mit den organischen Beeinträchtigungen durch die Hörstörungen zusammenhängen.

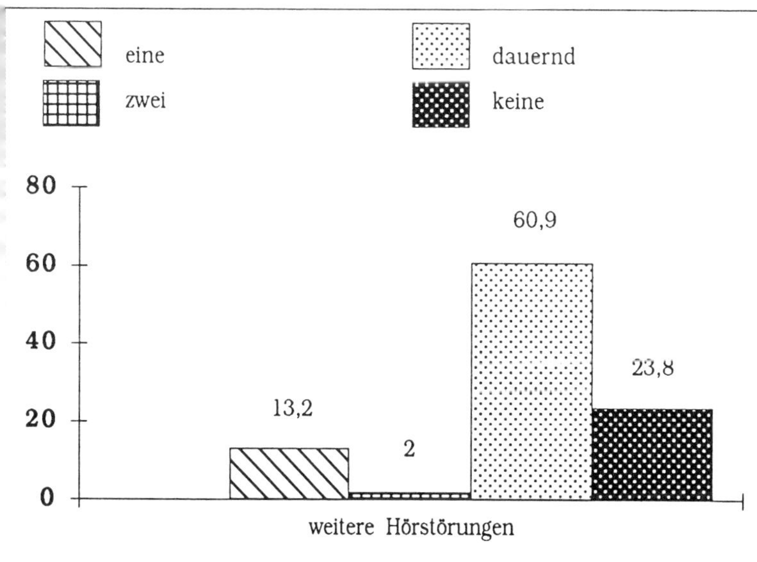

Abb. 22: Graphik zum Auftreten zwischenzeitlicher Hörstörungen

Das Gewinnen gesicherter Erkenntnisse in diesem Bereich bleibt zukünftigen Forschungsarbeiten überlassen.

Sicher ist jedoch, daß nur 15,4% der Patienten, die das Kassettentraining weiterführen, gar nicht damit zurechtkommen, während die überwiegende Mehrheit eher zufriedenstellende Ergebnisse erzielt.

Ein weiteres Kriterium für den Erfolg der Therapie ist das Wiederauftreten, Bestehenbleiben oder Verschwinden der jeweiligen Hörstörung.

Auf die Frage nach Hörstörungen im Anschluß an die Therapie in meiner Praxis gaben 23,8% der Befragten an, daß bisher keine Hörstörungen mehr aufgetreten seien. 76,2% leiden weiter unter Hörstörungen, davon 58,6% sogar dauernd. Bei der Betrachtung dieses Befundes ist aber zu beachten, daß möglicherweise durch die vorgängige Therapie aufgetretene Verbesserungen der dauernden Hörstörung hier nicht gesondert ausgewiesen sind.

Da mein Therapieansatz den Hörsturz mit seinen diagnostischen Auffächerungen weniger als organische, sondern mehr als durch Streß ausgelöste psychosomatische Erkrankung versteht, sind auch Auswirkungen der Therapie auf das Allgemeinbefinden des Patienten von Interesse. In diesem Zusammenhang richtet sich die Aufmerksamkeit also auch auf die psychische Befindlichkeit und die Alltagsbewältigung. Unter Umständen hilft eine Verbesserung der psychischen Stabilität den Patienten im Umgang mit ihrer Krankheit und bei der Vermeidung von krankheitsauslösenden Situationen. Inwieweit eine Verbesserung in diesen Bereichen trotz gleichbleibender oder wiederkehrender Hörstörung erreicht wurde, zeigt folgende Tabelle:

Zwischenzeitige Hörstörungen	Psychisch stabiler		Belastbarer in Tätigkeit		Dinge besser bewältigen	
	ja	nein	ja	nein	ja	nein
eine Hörstörung	60,0%	15,0%	45,0%	20,0%	85,0%	5,0%
zwei Hörstörungen	66,7%	0%	66,7%	0%	100,0%	0%
dauernde Hörstörungen	45,6%	38,9%	30,8%	51,6%	44,0%	45,1%
keine Hörstörung	74,3%	14,3%	60,0%	17,1%	64,7%	20,6%
Gesamt	54,7%	29.1%	40,3%	38,3%	55,4%	33,1%

Abb. 23: Verbesserungen der Alltagsbeschwerden bei zwischenzeitigen Hörstörungen

Sie enthält die Antwortverteilungen auf die Fragen, ob sich der Patient seit der Behandlung psychisch stabiler und belastbarer in seiner Tätigkeit (Haushalt, Beruf etc.) fühlt und ob es Dinge gibt, die er nach der Behandlung besser bewältigt als vorher.

Daß die Kategorien 'ja' und 'nein' sich nicht jeweils zu 100% addieren, ist darin begründet, daß die ebenfalls erhobene Kategorie 'weiß nicht' in der Tabelle nicht enthalten ist.

Mit Ausnahme der Gruppe von Patienten mit dauernden Hörstörungen übersteigt in allen anderen Gruppen und für alle drei Fragestellungen der Anteilswert der 'ja'-Nennungen den der 'nein'-Nennungen. Während für die Patienten, bei denen keine Hörstörungen mehr auftraten, ein 'sich besser fühlen' schon alleine durch das Ausbleiben der Krankheit erklärlich und zu erwarten wäre, überrascht ein solches Ergebnis in der Gruppe der Patienten mit ein oder zwei zwischenzeitig aufgetretenen Hörstörungen.

Betrachtet man dazu die Patienten mit dauernden Hörstörungen, so befinden sich auch hier immer mehr als ein Drittel der Angaben (zwischen 30,8% und 45,6%) im positiven Bereich, so daß man zu dem Schluß kommen muß, daß die Therapie selbst für die Patienten mit großen positiven und als nutzbringend empfundenen Erfahrungen verbunden ist, bei denen sie keine unmittelbare Verbesserung oder Heilung der jeweiligen Hörstörung bewirkt.

10. Literatur

ALEXANDER, F. (1971): Psychosomatische Medizin. de Gruyter, Berlin

ARNOLD, W. (1981): Zur Pathophysiologie und Klinik des Morbus Menière. Laryngologie, Rhinologie, Otologie, 601-608

ARNOLDNER, M. et al. (1983) Änderungen des Krankheitsbildes Hörsturz und dessen Therapie in den letzten 20 Jahren . Laryngologie, Rhinologie, Otologie, 62, 402-404

BECK, C. (1985): Behandlung des M. Menière: konservativ oder operativ. Laryngologie, Rhinologie, Otologie, 64, 601-603

BOENNINGHAUS, H.G. (1988): Der idiopathische Hörsturz. Deutsches Ärzteblatt, 85, 3152-3156

BOSOFO Institut für Sozialmedizinische Forschung (Hrsg.) (1991): Rehabilitation psychischer Störungen von Hörbehinderten - Bericht der Begleitforschung (vorläufige Fassung). Herne

DE CAMP-SCHMIDT, E.; DE CAMP, U. (1991): Tinnitus-Bewältigung durch Streß-Immunisierung. Fromberg, J. (Hrsg.): Rehabilitation Schwerhöriger, Ertaubter und Gehörloser 2. Internationale Tagung 21. bis 25. März 1991 in Bad Berleburg, 109-114

DERLACKI, E.L. (1968): The medical treatment of Menière's disease and viral infection. Ann. Otol.-Rhinol.-Laryngol., 66, 963-980

v. DISHOECK, H.A.;
BIERMANN, T.A. (1957): Sudden perceptive deafness and viral infection. Ann. Otol.-Rhinol. Laryng., 66, 963-980

DOHSE, J. et. al. (1981): Personality system and sudden deafness: A comparative psychological study. Adv. Otol.-Rhinol.-Laryng., 27, 110-113

FOWLER, E.P. (1950): Sudden deafness. Ann Otol Rhinol Laryngol, 59, 980-987

GREUEL, H. (1983): Suggestivbehandlungen bei Hörsturz. HNO 31, 136

GREUEL, H. (1984): Hypnose als Hörsturztherapie. Psycho 10, 262

GREUEL, H. (1985): Persönlichkeitsmerkmale bei Hörsturzpatienten. Psycho 4, 319

GREUEL, H. (1986): Persönlichkeitsmerkmale als Hörsturzrisiko HNO 34, 146

GREUEL, H. (1988): "Viel um die Ohren" Hörsturz-Schwindel-Ohrensausen. VDG-Verlag, Düsseldorf

GREUEL, H. (1991): Ambulante Behandlung von späterkrankten Hörbehinderten. Teilvorhaben des vom BMA geförderten Forschungsprojektes 'Medizinische Rehabilitation psychischer Störungen von Hörbehinderten'

OPITZ, H.J. (1980): Tinnitus - Entstehung und Beeinflussung, Teil I-III. Laryngologie, Rhinologie, Otologie, 59, 485-493 und 522-541 und 666-680

OPITZ, H.J. (1981): Tinnitus - Entstehung und Beeinflussung, Letzter Teil. Laryngologie, Rhinologie, Otologie, 59, 212-219

RECHENBERGER, H.-G. (1974): Kurzpsychotherapie in der ärztlichen Praxis J.F. Lehmanns Verlag München

SCHONECKE, O. W. (1979): Lehrbuch der psychosomatischen Medizin. U&S München

SCHÖNWEILER, R. et al. (1989): Klagsamkeit und Depression bei Ohrgeräuschpatienten. Laryngo-Rhino-Otol., 68, 267-270

SEILER, C. F. (1982): Beschreibung des Tinnitus. Laryngologie, Rhinologie, Otologie, 61, 124-127

SIGRIST, J. (1980): Die Bedeutung von Lebensereignissen für die Entstehung körperlicher und psychosomatischer Erkrankungen. Nervenarzt, 51, 313-320

SIEGWART, P. et al. (1981): Tinnitus. Nervenarzt, 52, 441-444

SIIRALA, U., GELHAR, K. (1968): Further studies on the relationship between Menières diseases. Otolaryng. Clin.N.Am.

STAINDL, O., HIBLER, N., GRANDY, T. (1979): Der Hörsturz - Klinik, Therapie und eigene Erfahrungen. Wiener medizinische Wschr., 22, 648-652

STANGE, G. (1972): Exogene Faktoren akuter Hörminderungen. Laryng. Rhinol., 51, 494-498

STANGE, G., NEVELING, R. (1980): Hörsturz. Zöllner, F. (Hrsg.): Hals-Nasen-Ohren- Heilkunde in Praxis und Klinik. Bd. 6. Ohr: II. Stuttgart: Thieme, 45.1-45.31

TÖNNIES, S. (1991): Selbsthilfemöglichkeiten für Tinnitusbetroffene. Rehabilitation Schwerhöriger, Ertaubter und Gehörloser. 2. Internationale Tagung 21.-25. März 1991, 125-132

UEXKÜLL, Th. (1990): Lehrbuch der psychosomatischen Medizin, 4. Auflage. U&S München

VAITL, D. (1978): Handbuch der Psychologie. 8. Band Klinische Psychologie. Verlag für Psychologie Dr. C. J. Hogrefe

WEINAUG, P. (1984): Die Spontanremission beim Hörsturz. Hals-Nasen-Ohrenheilkunde, 32, 346-351

ZASTROW, G., ARNDT, H.J. (1987): Klinik und Therapie des Hörsturzes. Nach dem Patientengut der Hals-, Nasen-, Ohrenklinik der Städtischen Kliniken Wiesbaden aus den Jahren 1974 bis 1982. Laryngologie, Rhinologie, Otologie, 66, 237-241

Weitere Bücher des Autors Dr. med. Hans Greuel, die im VDG-Verlag erschienen sind:

Viel um die Ohren

Hörsturz
Schwindel
Ohrensausen

Das Buch beschreibt die typischen Ursachen und die Entstehung der genannten Erkrankungen, die körperlichen Reaktionsabläufe und die Behandlungsmöglichkeiten auch anhand von Fallbeispielen. 128 Seiten, 13 Abb., 1Tab., kartoniert, ISBN 3-9801449-1-7, DM 24,80. Die englische Übersetzung: "Up to the ears", 123 Seiten, 13 Abb., 1 Tab., ISBN 3-9801449-2-5, DM 24,80.

Die sanfte Schönheitschirurgie

Das Buch beschreibt u. A. die Ursachen und die Entstehung von vorzeitigen Alterserscheinungen, was besonders in dem Kapitel "Kummer läßt das Gesicht voraltern" zum Ausdruck kommt. Besonderer Wert wird auf aktuellste, kosmetische Operationsmethoden gelegt, die zum einen eine geringstmögliche Belastung des Patienten darstellen und zum anderen eine natürlich wirkende Verjüngung garantieren und keine überzogene Veränderung. 230 Seiten, 30 Bilder, kartoniert, ISBN 39801449-3-3, DM 36,-.